DR. MED. ELKE MANTWILL
ALICIA MANTWILL

NÄHRSTOFFGUIDE FÜR FRAUEN

Wie Sie Ihren Körper optimal versorgen
Für ein aktives Immunsystem, eine intakte Darmflora, ein gesundes Herz, starke Knochen und hormonelle Balance

riva

Bibliografische Information der Deutschen Nationalbibliothek
Die Deutsche Nationalbibliothek verzeichnet diese Publikation in der Deutschen Nationalbibliografie. Detaillierte bibliografische Daten sind im Internet über https://dnb.de abrufbar.

Für Fragen und Anregungen
info@m-vg.de

Wichtige Hinweise
Dieses Buch ist für Lernzwecke gedacht. Es stellt keinen Ersatz für eine individuelle medizinische Beratung dar und sollte auch nicht als solcher benutzt werden. Wenn Sie medizinischen Rat einholen wollen, konsultieren Sie bitte einen qualifizierten Arzt. Der Verlag und die Autorinnen haften für keine nachteiligen Auswirkungen, die in einem direkten oder indirekten Zusammenhang mit den Informationen stehen, die in diesem Buch enthalten sind.

Ausschließlich zum Zweck der besseren Lesbarkeit wurde auf eine genderspezifische Schreibweise sowie eine Mehrfachbezeichnung verzichtet. Alle personenbezogenen Bezeichnungen sind somit geschlechtsneutral zu verstehen.

Originalausgabe
3. Auflage 2026

Türkenstraße 89 | 80799 München | Tel.: 089 651285-0

Redaktion: Dr. Frauke Bayer
Umschlaggestaltung: Sabrina Pronold
Umschlagabbildung: AdobeStock: Zaleman, VectorMine
Abbildungen im Innenteil: die folgenden Abbildungen wurden vom Verlag nachgebaut, mit freundlicher Genehmigung der biovis Diagnostik MVZ GmbH: 30, 33 u.; mit freundlicher Genehmigung der GANZIMMUN Diagnostics GmbH: 31, 32, 33 o., 33 M., 34, 35, 36, 49, 167, 170; mit freundlicher Genehmigung der nutrimmun GmbH: 154; riva Verlag: 198; privat (o. und u.): 239; alle weiteren Abbildungen: AdobeStock/bit24: 12, 14 (o. und u.), 16, 18, 21, 23, 26; Henrik Dolle: 29; chrupka: 30 (o.); Bezvershenko: 50: andyller: 55, 109; melica: 56; Björn Wylezich: 63; Jacob Lund: 66; DoraZett: 84; gritsalak: 87; mi_viri: 95, 147; Vectorman2017: 98; one: 104; rob3000: 112; nastyakamysheva: 114; Peter Hermes Furian: 117; Donson/peopleimages.com: 118; staras: 121; troyanphoto: 126; Alena: 130; achiichiii: 135; contrastwerkstatt:141; AliceCam: 145; Sina Ettmer: 148; Iuliia: 153, 154 (Gehirn); Krakenimages.com: 164; anaumenko: 176; pikovit: 182; Andrey Popov: 184; Hyejin Kang: 190; photallery: 192; alicja neumiler: 193; FomA: 219 (r. M.); noirchocolate: 219 (l. u.); Olga Miltsova: 219 (l. o.); Web: 219 (r. u.); yuliiaholovchenko: 219 (r. o.)

Layout: Katja Muggli, www.katjamuggligrafikdesign.de
Satz: Daniel Förster, Belgern
Druck: Florjancic Tisk d.o.o., Slowenien
Printed in the EU

ISBN Print 978-3-7423-1779-7
ISBN E-Book (PDF) 978-3-7453-2453-2
ISBN E-Book (EPUB, Mobi) 978-3-7453-2452-5

Inhalt

Liebe Leserin!

Als die Bitte aufkam, ein Buch über Mikronährstoffe für Frauen zu schreiben, haben wir beschlossen, dieses Projekt gemeinsam anzugehen: nicht nur als Mutter-Tochter-Team, sondern auch als perfekte Ergänzung aus Ärztin und Medizinökonomin. Und als Frauen haben wir natürlich auch im Laufe des Lebens eigene Erfahrungen mit den Besonderheiten der Hormone und des Stoffwechsels gemacht.

Das Thema Mikronährstoffe ist in unseren Leben also schon seit Jahrzehnten präsent. Bereits früh in der Tätigkeit als Ärztin kam die Frage auf, ob es nicht mehr gibt als nur die Behandlung von Symptomen. Die Frage nach dem »Warum«, die stetige Suche nach Ursachen und einem tieferen Verständnis der menschlichen Gesundheit führte zu alternativen Behandlungsmethoden und schließlich zur Bedeutung der Ernährung, Bewegung, Prävention und vor allem zu den Mikronährstoffen. Daraus ergeben sich folgende Fragen: Wie greifen Mikronährstoffe in unseren Organismus ein und wie setzt man sie gezielt ein? Worauf sollte geachtet werden, um den richtigen und wirkungsvollsten Effekt für die Gesundheit zu erzielen? Darauf wollen wir Ihnen Antworten liefern!

Ein weiteres wichtiges Anliegen dieses Buches ist es, Tabuthemen aufzugreifen, die viele Frauen betreffen, über die sie sich jedoch oft schämen zu sprechen – selbst beim Arzt oder bei der Ärztin. Wir möchten einen sicheren Raum schaffen, in dem diese Themen offen diskutiert werden können.

Mit jedem Kapitel dieses Guides hoffen wir, Ihnen nicht nur fundiertes Wissen zu vermitteln, sondern auch Mut zu machen, Ihre Gesundheit selbst in die Hand zu nehmen. Lassen Sie uns gemeinsam diesen Weg zu einem gesünderen und erfüllteren Leben gehen.

Dr. med. Elke Mantwill und Alicia Mantwill

Die Welt der Mikronährstoffe

Haben Sie sich jemals gefragt, wie Sie Ihren Körper optimal versorgen können, um ein starkes Immunsystem, eine gesunde Darmflora und ein ausgeglichenes Hormonsystem zu fördern? Die Antwort finden Sie hier, im *Nährstoff-Guide für Frauen*. Von einem ausgewogenen Hormonhaushalt über einen effizienten Stoffwechsel bis hin zu vitalen Knochen und *Longevity* (also einem langen und gesunden Leben) – Mikronährstoffe spielen eine Schlüsselrolle in jedem Aspekt unserer Gesundheit und somit auch unseres Lebens. Und in der heutigen sehr stressigen und hektischen Welt ist dies wichtiger denn je.

Aber sind Nahrungsergänzungsmittel wirklich notwendig? In einer Zeit und einer Gesellschaft, in der nahezu alle Nahrungsmittel verfügbar sind und auf nichts verzichtet werden muss, scheint dies fraglich. Erdbeeren im Winter und Wintergemüse im Sommer – alles ist jederzeit erhältlich. Doch eine Flut an hoch verarbeiteten Lebensmitteln und Informationen prägt die tägliche Interaktion mit der Welt. Das »Zuviel« betrifft leider auch die unendliche Datenflut zu Mikronährstoffen. Ist gezielte Unterstützung dann wirklich notwendig? Die kurze Antwort lautet: Ja! Um diese Frage etwas genauer beantworten zu können, lohnt es sich, andere Fragen zu stellen: »Wo kommen wir her?« und »Wofür sind unsere menschlichen Regulationssysteme wie das Stresssystem, das Immunsystem, die Entgiftungssysteme und das Hormonsystem eigentlich gemacht?«

Unsere Gene unterscheiden sich praktisch nicht von denen unserer Vorfahren, unser Stoffwechsel und unsere Systeme sind auf die Lebens- und Ernährungsbedingungen der Urzeit ausgerichtet. Aber der moderne Lebensstil, Gift- und Zusatzstoffe wie zum Beispiel Mikroplastik und unzählige neue chemische Verbindungen stellen eine enorme Belastung für unsere »Urzeitgene« dar.

Jedes Kapitel dieses Guides ist darauf ausgerichtet, Ihnen praktische Einblicke, wissenschaftlich fundierte Erkenntnisse und alltagstaugliche Tipps zu bieten. In diesem Buch werden Sie die Welt der Mikronährstoffe erforschen und verstehen, wie sie unseren Körper beeinflussen. Es wird analysiert, welche Mikronährstoffe von besonderer Bedeutung für bestimmte Aspekte der weiblichen Gesundheit sind und wie sichergestellt werden kann, dass ausreichende Mengen von ihnen im Körper aufgenommen werden. Mit diesem Wissen sind Sie in der Lage, gezielt an Ihrer Ernährung und Ihrer Mikronährstoffversorgung zu arbeiten, um Ihre Gesundheit und Ihr Wohlbefinden zu fördern und Alterungsprozesse zu verlangsamen. Denn alle Frauen benötigen eine gezielte, qualitativ hochwertige Unterstützung der Regulationssysteme, um den Anforderungen der heutigen Belastungen gerecht zu werden. Und ganz am Schluss haben wir noch einige Rezeptideen für Sie zusammengestellt. Damit können Sie mikronährstoffreiche und schmackhafte Mahlzeiten ganz einfach selbst zubereiten.

Es ist Ihnen sicher auch bekannt, dass die kleinen Dinge oft den größten Unterschied machen. Und Mikronährstoffe machen ganz sicher in richtiger Menge einen großen Unterschied. Und noch etwas Wichtiges: Prävention, also Vorbeugung, bedeutet nicht den Ausgleich eines Mangels, Prävention lässt erst gar keinen Mangel entstehen!

Warum ein Ratgeber speziell für Frauen, fragen Sie sich jetzt wahrscheinlich. Als Frauen stehen wir vor einzigartigen Herausforderungen aufgrund körperlicher Veränderungen während des Menstruationszyklus, der Schwangerschaft oder der Wechseljahre. Unser Ziel ist es, Frauen dabei zu unterstützen, ihre Gesundheit durch eine gezielte Mikronährstoffversorgung zu optimieren. Wir wollen auch dazu beitragen, dass Frauen ein aktives, erfülltes Leben führen können.

KAPITEL 1

GRUNDLAGEN DER MIKRO-NÄHRSTOFFE

Dieses Kapitel behandelt die Bedeutung von Mikronährstoffen für die Gesundheit von Frauen und ihre Rolle für die Körperfunktionen. Es wird erläutert, wie ein Mangel gemessen werden kann und wie es gelingt, Krankheiten durch Mikronährstoffe vorzubeugen, um die Bedeutung einer ausreichenden Nährstoffzufuhr zu verdeutlichen.

Im Anhang finden Sie ab Seite 209 eine Übersichtsliste, in der alle Mikronährstoffe und Nahrungsquellen aufgeführt sind, und ab Seite 218 dazu passende Rezepte.

Was sind Mikronährstoffe?

Mikronährstoffe sind lebenswichtige Nährstoffe, die der Körper in kleinen Mengen benötigt (*mikro* für »klein«). Sie sind maßgeblich an Gesundheit, Prävention und Wohlbefinden beteiligt. Im Unterschied zu den Makronährstoffen (*makro* für »lang, groß«), also Kohlenhydrate, Eiweiße und Fette, dienen Mikronährstoffe nicht primär als Energielieferanten, sondern erfüllen spezifische Aufgaben in zahlreichen Stoffwechselprozessen. Sie sind entscheidend für eine Vielzahl lebenswichtiger Funktionen und beeinflussen das Immunsystem, die Hormone, den Stoffwechsel und den Darm, die Knochengesundheit, die Hautqualität und vieles mehr. Zu den Mikronährstoffen gehören Vitamine, Mineralstoffe, Spurenelemente, sekundäre Pflanzenstoffe, Aminosäuren, Fettsäuren und Antioxidantien.

Nährstoffe

Makronährstoffe

- Proteine
- Fette
- Kohlenhydrate
- Wasser

Mikronährstoffe

- Vitamine
- Mineralstoffe
- Antioxidantien
- Spurenelemente
- sekundäre Pflanzenstoffe
- Aminosäuren
- Fettsäuren

Vitamine – vielseitig und unerlässlich

Vitamine haben verschiedene Funktionen, wie zum Beispiel die Unterstützung des Immunsystems, die Förderung des Zellwachstums und die Regulierung von Stoffwechselprozessen. Vitamine lassen sich in zwei Gruppen unterteilen:

- fettlösliche Vitamine (sogenannte EDKA, also Vitamin E, D, K und A), welche im Fettgewebe gespeichert werden können, und
- wasserlösliche Vitamine (wie Vitamin C und die B-Vitamine), die vom Körper nicht gespeichert werden können und regelmäßig über die Nahrung aufgenommen werden müssen. Sie werden über den Urin ausgeschieden, was man manchmal an einer Verfärbung oder dem Geruch erkennt.

Vitamin A: Sehkraft, Hautgesundheit und Immunsystem

Vitamin A ist von entscheidender Bedeutung für die Sehkraft, da es ein wesentlicher Bestandteil des lichtempfindlichen Pigments in der Netzhaut ist. Es stärkt auch die Gesundheit der Haut und der Schleimhäute. Darüber hinaus spielt Vitamin A eine wichtige Rolle im Immunsystem, indem es die Produktion und die Funktion von Immunzellen fördert. Erste Symptome eines Mangels sind Nachtblindheit und trockene Haut.

SCHON GEWUSST?

Vielleicht kennen Sie es aus der Kindheit: »Karotten sind gut für die Augen«. Ist da etwas dran? Das Gemüse enthält viel Beta-Carotin. Es lässt Karotten so lecker orange leuchten und ist die Vorstufe von Vitamin A, und das ist tatsächlich gut für die Augen. Allerdings nur zur Unterscheidung von Hell und Dunkel. Auf eine Fehlsichtigkeit hat es keinen Einfluss, hier hilft nur eine Brille.

Tierische Lebensmittel, wie Leber oder Eigelb, enthalten das fettlösliche Vitamin A ebenso wie intensiv orange gefärbtes Gemüse und Obst.

Die empfohlene Zufuhr für Vitamin A beträgt für Frauen 700 Mikrogramm Retinolaktivitätsäquivalent (RAE) pro Tag.[1] Die empfohlene tägliche Zufuhr kann beispielsweise durch 150 Gramm gegarte Karotten oder Kürbis und zwölf Gramm Rapsöl erreicht werden. Um Carotinoide optimal zu verwerten, sollten die Lebensmittel immer mit etwas Öl, beispielsweise Olivenöl, eingenommen werden.

Vitamin D: Bedeutung für Knochen und Immunsystem

Wussten Sie, dass Vitamin D eigentlich gar kein Vitamin ist, sondern ein Hormon? Es wird aus Cholesterin gebildet. Vitamin D ist als »Sonnenvitamin« bekannt. Es wird in der Haut durch die Einwirkung von UV-B-Strahlung aus Sonnenlicht gebildet.

Vitamin D ist notwendig für die Kalzium- und Phosphoraufnahme im Darm und damit für gesunde Knochen. Außerdem reguliert Vitamin D die Muskelkraft und das Immunsystem und ist an der Vorbeugung von Demenz und Alzheimer beteiligt.[2] Die Zufuhr über die Ernährung ist schwierig, da nur wenige Lebensmittel Vitamin D enthalten. Für die Vitamin-D-Bildung über die Haut ist Sonnenstrahlung essenziell. Und kann nicht durch die Ernährung ersetzt werden. Ein Mangel kann sich auf verschiedene Art und Weise bemerkbar machen:

- erhöhte Infektanfälligkeit
- Depressionen
- Müdigkeit und Schwäche
- Schlafstörungen
- erhöhtes Risiko für Knochenbrüche
- Muskel- und Gelenkschmerzen

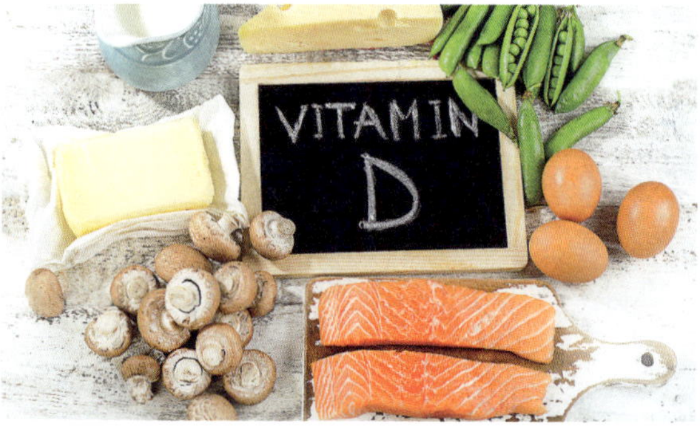

Reichhaltige Quellen von Vitamin D in Ihrer Ernährung – von fettem Fisch über Eier bis hin zu Milchprodukten, Erbsen und Champignons

Vitamin-D-Mangel tritt bei Menschen jeden Alters auf, besonders aber bei älteren Erwachsenen, dunkelhäutigen Menschen und Personen, die sich wenig im Freien aufhalten.

SCHON GEWUSST?

Täglich 30 Minuten Sonnenlicht genießen ist ideal, wenn möglich zwischen 10 Uhr und 14 Uhr, zumindest auf Armen, Gesicht und Dekolleté. Eine Sonnencreme mit Lichtschutzfaktor 50 verringert die Vitamin-D-Produktion. Das heißt aber nicht, dass Sonnencreme nicht enorm wichtig ist! Im Winter hingegen ist die Sonneneinstrahlung zu schwach, weshalb Sie Vitamin D zusätzlich einnehmen sollten. Ab Seite 118 gehen wir noch einmal genauer auf das Thema ein.

Die Deutsche Gesellschaft für Ernährung empfiehlt eine tägliche Zufuhr von 800 Internationalen Einheiten (IE) Vitamin D.[3] In der Ernährungsmedizin wird üblicherweise eine Dosierung von 2000 Internationalen Einheiten pro Tag empfohlen. Bei nachgewiesenem Mangel kann eine höhere Dosierung angebracht sein. Näheres hierzu finden Sie im Abschnitt Laboruntersuchungen ab Seite 29. Auch Vitamin D sollte mit etwas Fett in Form von Butter oder Öl, beispielsweise Leinöl oder Olivenöl, zugeführt werden, da es ein fettlösliches Vitamin ist.

Vitamin E: Antioxidative Wirkung und Zellschutz

Vitamin E ist ein starkes Antioxidans, welches die Zellen vor Schäden schützt. Und dieser Schutz trägt dazu bei, vorzeitige Alterungsprozesse zu verlangsamen und das Risiko von Herz-Kreislauf-Erkrankungen zu reduzieren. Darüber hinaus unterstützt Vitamin E das Immunsystem. Besonders viel Vitamin E ist in pflanzlichen Ölen enthalten, insbesondere in Weizenkeimöl, Sonnenblumenöl und Rapsöl. Auch Erdnüsse, Haselnüsse, Mandeln und Samen wie Sonnenblumenkerne und Sesamsamen enthalten viel Vitamin E. Darüber hinaus kommt Vitamin E in grünem Gemüse wie Spinat und Brokkoli vor.

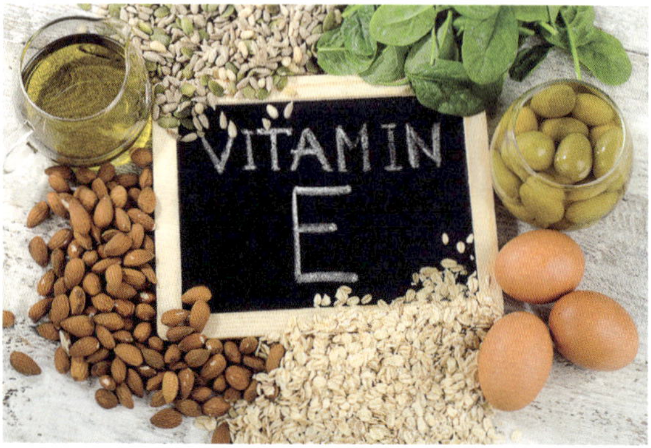

Vitamin-E-reiche Lebensmittel: Nüsse, Samen, Spinat und Oliven – für antioxidativen Schutz und gesunde Haut

Vitamin C: Immunsystem und Kollagenbildung

Es unterstützt nicht nur das Immunsystem bei der Bekämpfung von Infektionen, sondern trägt auch zu einer gesunden Haut, stabilen Knochen und starkem Bindegewebe bei. Vitamin C spielt eine wesentliche Rolle als Antioxidans und bei der Produktion von Kollagen und der Wundheilung. Es kann den Histaminspiegel senken, die Stressresilienz verbessern und wird zur Aufnahme von Eisen sowie zum Recyceln von Vitamin E benötigt. Die Wirkung von Vitamin C umfasst also wesentlich mehr als nur die allgemein bekannte Stärkung des Immunsystems.

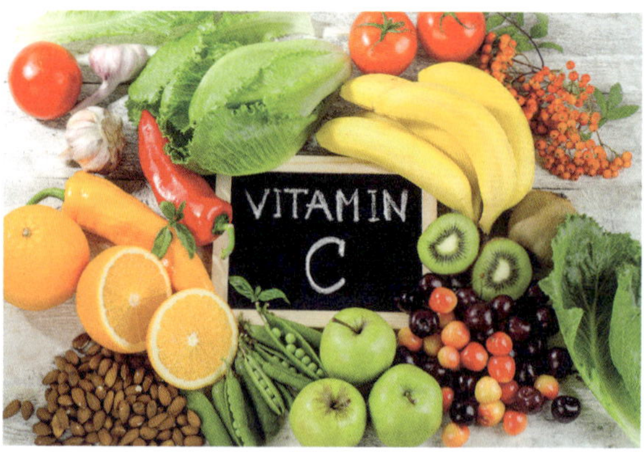

Vitamin C stärkt das Immunsystem und fördert die Hautgesundheit.

SCHON GEWUSST?

Seefahrer nannten die Vitamin-C-Mangelerkrankung »Skorbut«. Die Betroffenen litten unter Einblutungen in der Haut und den Schleimhäuten, geschwollenen Lippen und blauen Flecken. Diese Krankheit war bei Seefahrern sehr verbreitet, vermutlich weil es auf den Schiffen kein frisches Obst oder Gemüse gab. Auch heute tritt Vitamin-C-Mangel auf, und zwar wesentlich häufiger als vermutet, insbesondere bei ungesunder Ernährung. Mögliche Beschwerden sind Zahnfleischbluten, Zahnausfall, Blutungen in der Haut, in Muskeln, den Schleimhäuten und inneren Organen sowie eine schlechte Wundheilung.

In der folgenden Tabelle finden Sie eine Übersicht mit Vitamin-C-haltigen Lebensmitteln und ihrem ungefähren Vitamin-C-Gehalt. Die genauen Angaben können je nach Sorte, Reifegrad und Zubereitungsart variieren.

Vitamin-C-Gehalt in pflanzlichen Lebensmitteln	
Lebensmittel	**Vitamin-C-Gehalt (pro 100 g)**
Kiwi	92 mg
Brokkoli	89 mg
Paprika (roh)	80 mg
Rosenkohl	60 mg
Erdbeeren	59 mg
Orangen und Zitronen	53 mg

Vitamin C ist ein wasserlösliches Vitamin. Daher wird es nicht im Körper gespeichert. Wenn Sie Vitamin C als Nahrungsergänzung einnehmen, empfiehlt es sich, die Dosis über den Tag zu verteilen. Wenn Sie zum Beispiel für das Immunsystem 1000 Milligramm einnehmen möchten, verteilen Sie es auf zwei Mal zu je 500 Milligramm. Achtung: Mehr als 2000 Milligramm am Tag kann der Körper nicht aufnehmen! Und noch ein Tipp: Zu viel Vitamin C auf nüchternen Magen macht schnell Übelkeit!

B-Vitamine: Energiestoffwechsel und Nervensystem

Der Vitamin-B-Komplex umfasst mehrere B-Vitamine, darunter B_1 (Thiamin), B_2 (Riboflavin), B_3 (Niacin), B_5 (Pantothensäure), B_6 (Pyridoxin), B_7 (Biotin), B_9 (Folsäure) und B_{12} (Cobalamin). Diese Vitamine sind entscheidend für den Energiestoffwechsel, da sie dazu beitragen, Kohlenhydrate, Eiweiße und Fette in Energie umzuwandeln. Sie unterstützen auch das Nervensystem und spielen eine Rolle bei der Produktion von sogenannten Neurotransmittern, die für die Kommunikation zwischen Nervenzellen von Bedeutung sind.[4] Folsäure ist für Frauen im gebärfähigen Alter wichtig, weil sie dabei hilft, neue Zellen zu bilden. Dazu gehört auch die Bildung des Neuralrohrs, darunter versteht man eine Vorstufe des zentralen Nervensystems beim Embryo, in der Schwangerschaft.

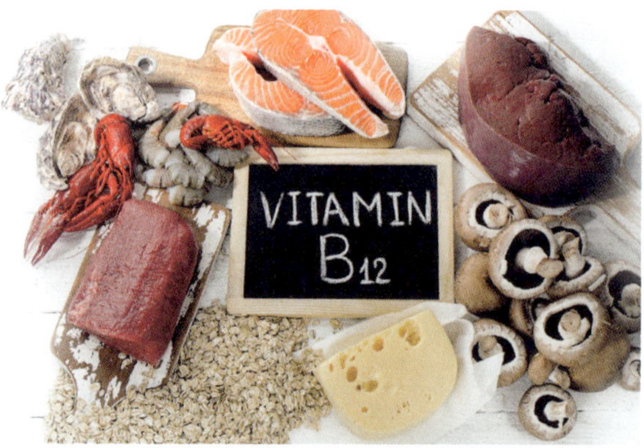

Vitamin B_{12} aus Leber, Käse oder Haferflocken ist wichtig für unsere Nerven und die Blutbildung.

TIPP

Folsäure sollte schon vor der Empfängnis bei Kinderwunsch eingenommen werden. Vor und während der Schwangerschaft werden 400 Mikrogramm pro Tag empfohlen.

Wichtig zu wissen: Eine große Zahl an Frauen kann die Folsäure aus der Nahrung oder aus Nahrungsergänzungsmitteln nicht in aktive Folsäure umwandeln. Dann ist die Einnahme von aktiver Folsäure, dem *Metafolin*, notwendig.[5]

Vitamin B_{12} ist für die Funktion des Nervensystems unerlässlich und ist wichtig bei der Bildung von roten Blutkörperchen, der DNA, dem Zellwachstum und bei der Energiegewinnung aus der Nahrung. Bekannt ist es als »Aufbauspritze« und als Unterstützung für das Gedächtnis.

TIPP

Insbesondere Vegetarierinnen und Veganerinnen haben ein erhöhtes Risiko für einen Vitamin-B_{12}-Mangel, da dieses Vitamin hauptsächlich in tierischen Lebensmitteln vorkommt. Angereicherte Pflanzenmilch, Hefeflocken oder Algenpräparate sind pflanzliche B_{12}-Lieferanten.

Die anderen B-Vitamine haben ebenfalls spezifische Wirkungen, Pantothensäure und Biotin beispielsweise für Haut und Haare, Vitamin B_1 für die Nerven, Vitamin B_2 und B_3 für den Energiestoffwechsel. Wenn Sie Vitamin B einnehmen, am besten immer als Komplex, da alle B-Vitamine benötigt werden und im Zusammenspiel am besten wirken. B-Vitamine gehören zu den wasserlöslichen Vitaminen und werden über den Urin ausgeschieden. Bei Einnahme verfärbt sich der Urin dunkelorange.[6]

Mineralstoffe und Spurenelemente – die Manager unter den Nährstoffen

Mineralstoffe sind anorganische Elemente, die für verschiedene Körperfunktionen unerlässlich sind. Sie spielen eine wichtige Rolle bei der Regulierung des Wasserhaushalts, der Nervenfunktionen und der Muskelspannung.

Spurenelemente sind Mineralstoffe, die der Körper nur in geringen Mengen, eben nur in Spuren, benötigt. Sie sind Bestandteil von Enzymen und Hormonen und helfen bei verschiedenen Stoffwechselreaktionen.

Eisen: Sauerstofftransport und Energieproduktion

Eisen ist ein wesentlicher Bestandteil des roten Blutfarbstoffs, der für den Transport von Sauerstoff im Körper verantwortlich ist. Eine ausreichende Zufuhr von Eisen ist wichtig, um die Sauerstoffversorgung der Zellen sicherzustellen und die Energieproduktion zu unterstützen. Müdigkeit, erhöhtes Schlafbedürfnis, Konzentrationsstörungen, Einschränkungen der Leistungsfähigkeit und Haarausfall lassen auf zu wenig Eisen schließen.

Eisen findet sich besonders in tierischen Lebensmitteln wie Rindfleisch, Geflügel und Fisch. Hülsenfrüchte, Getreide und Nüsse sind pflanzliche Eisenquellen. Allerdings ist die Verfügbarkeit im Vergleich zu tierischen Quellen wesentlich geringer. Der tägliche Eisenbedarf liegt zwischen 10 und 15 Milligramm.[7]

Um die Eisenverfügbarkeit aus pflanzlichen Quellen zu verbessern, ist es ratsam, diese mit Vitamin-C-reichen Lebensmitteln zu kombinieren. Eine ausgewogene Ernährung, die sowohl tierische als auch pflanzliche

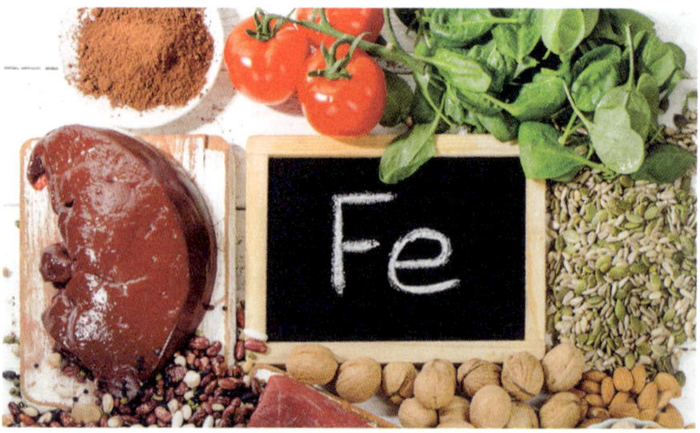

Ohne Eisen läuft im Körper nichts. Es ist vorwiegend in tierischen Lebensmitteln enthalten.

Quellen einschließt, unterstützt eine optimale Eisenzufuhr. Auch sollten Vegetarierinnen oder Veganerinnen ihren Eisenspiegel regelmäßig kontrollieren lassen, durch fleischlose Ernährung kann es hier zu einem Mangel kommen.

SCHON GEWUSST?

Während der Periodenblutung geht unter Umständen eine Menge Blut verloren. Zur Neubildung benötigt der Körper Eisen.

Die Verträglichkeit von Eisenpräparaten kann von Frau zu Frau variieren. Einige Menschen vertragen Eisenpräparate gut, während andere möglicherweise Nebenwirkungen oder Unverträglichkeiten erfahren. Zu den häufigsten Nebenwirkungen von Eisenpräparaten gehören Magen-Darm-Beschwerden wie Übelkeit, Erbrechen, Verstopfung oder Durchfall. Diese Nebenwirkungen können abhängig von der Art des Eisenpräparats und der Dosierung auftreten. Grundsätzlich sollte eine Eiseneinnahme nur nach ärztlichem Rat bei einem nachgewiesenen Mangel durchgeführt werden.[8] Die Einnahme von pflanzlichen Eisenpräparaten wie dem Curryblatt-Eisen ist eine gute Alternative. Die Dosierung ist zwar nicht so hoch und daher dauert das Auffüllen der Speicher länger, aber es ist in der Regel wesentlich besser verträglich. Zur besseren Aufnahme von Eisen können auch probiotische Bakterien beitragen.

Jod: Schilddrüsenfunktion und Stoffwechsel

Jod ist ein Spurenelement, das für die Bildung von Schilddrüsenhormonen unerlässlich ist. Schilddrüsenhormone sind für die Regulierung des Stoffwechsels, den Energieverbrauch und die Körpertemperatur verantwortlich. Ein Mangel an Jod kann zu einer Schilddrüsenunterfunktion führen und den Stoffwechsel verlangsamen. Frauen sollten darauf achten, ausreichend Jod aus jodiertem Salz, Meeresfrüchten und Milchprodukten zu sich zu nehmen, um eine gesunde Schilddrüsenfunktion zu unterstützen.

Zwei Portionen Seefisch pro Woche und eine Portion Kuhmilchprodukte pro Tag sorgen für eine ausreichende Jodzufuhr. Algen und Jodsalz sind auch für Vegetarierinnen und Veganerinnen geeignet.

Kalium: Nerven- und Muskelfunktion

Kalium ist wichtig für die Regulierung des Wasserhaushalts und die Aufrechterhaltung des Säure-Basen-Gleichgewichts im Körper. Es ist zudem entscheidend für die Nervenimpulsübertragung und die Muskelkontraktion einschließlich des Herzmuskels. Eine ausreichende Kaliumzufuhr kann sich regulierend auf den Blutdruck auswirken. Aber Achtung: Zu viel Kalium kann Herzrhythmusstörungen verursachen! Zu den kaliumreichen Lebensmitteln gehören unter anderem Bananen, Kartoffeln, Avocado, Nüsse oder Hülsenfrüchte.[9]

Kalzium: Starke Knochen und Zähne

Kalzium ist der am häufigsten vorkommende Mineralstoff im Körper und bildet die Grundlage für starke und harte Knochen und Zähne. Kalzium spielt auch eine Rolle bei der Muskelkontraktion, der Blutgerinnung und der Übertragung von Nervenimpulsen. Ein Glas Kuhmilch deckt fast die Hälfte des täglichen Bedarfs an Kalzium. Brokkoli, Mandeln und Grünkohl sind vegane Alternativen zu Kuhmilchprodukten.[10]

Kupfer: Eisenstoffwechsel und Kollagenbildung

Kupfer ist ein Spurenelement, das maßgeblich an der Aufnahme und dem Transport von Eisen im Körper beteiligt ist. Es unterstützt auch die Bildung von Kollagen.

Magnesium: Energiestoffwechsel und Muskelentspannung

Magnesium ist an vielen enzymatischen Reaktionen im Körper beteiligt und spielt eine wichtige Rolle im Energiestoffwechsel. Es ist wichtig, um Nahrung in Energie umzuwandeln, und hilft, einen gesunden Blutzuckerspiegel aufrechtzuerhalten.[11] Zudem entspannt Magnesium die Muskulatur und kann

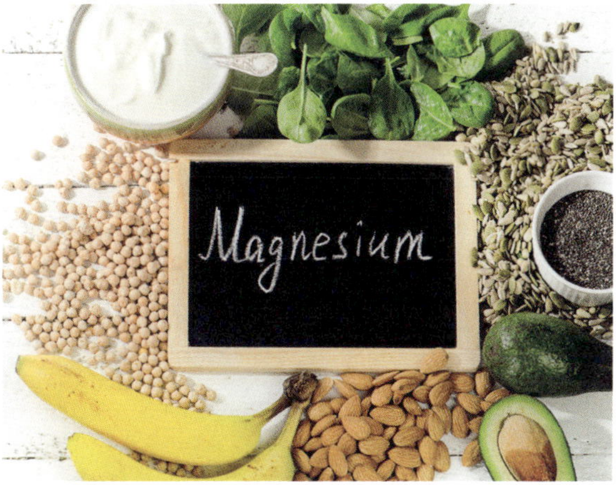

Magnesium ist wichtig für die Funktionen von Muskeln und Nerven sowie für den Energiehaushalt.

Muskelkrämpfe lindern. Darüber hinaus unterstützt es die Funktion des Nervensystems und trägt zur Regulierung des Blutdrucks bei.[12] Nüsse, Vollkornprodukte, Spinat und Bananen sind magnesiumhaltige Lebensmittel, die Sie täglich zu sich nehmen können, um Ihren Magnesiumbedarf zu decken.

SCHON GEWUSST?

Magnesium entspannt nicht nur die Skelettmuskulatur, sondern auch die Muskulatur des Darms. Daher ist es das Erste, was bei Verstopfung eingesetzt werden kann.

Natrium: Wasserhaushalt und Nervenfunktion

Natrium ist für die Regulierung des Wasserhaushalts und des Blutdrucks im Körper verantwortlich. Es unterstützt die Nerven- und Muskelfunktion. Ein übermäßiger Konsum von Natrium kann jedoch zu einem erhöhten Blutdruck führen, daher sollte der Salzkonsum in Maßen erfolgen. Im Alter kommt es häufig zum Natriummangel, was dann Schwäche, Schwindel, Verwirrtheit und Blutdruckschwankungen auslösen kann. Daher ist es wichtig bei älteren Frauen, insbesondere bei Einnahme von Entwässerungstabletten, regelmäßig den Natriumspiegel zu kontrollieren.

Selen: Antioxidative Wirkung und Schilddrüsenfunktion

Selen ist ein Spurenelement mit antioxidativen Eigenschaften, das dazu beiträgt, den Körper vor Schäden durch freie Radikale zu schützen. Es arbeitet eng mit Vitamin E zusammen und verstärkt dessen antioxidative Wirkung. Selen ist auch wichtig für die Schilddrüsenfunktion und die Bildung von Schilddrüsenhormonen. Eine Folge von Selenmangel können ständig wiederkehrende Erkältungen, chronische Entzündungen oder Herz-Kreislauf-Probleme sein.

Selen kommt vor allem in Pflanzen beziehungsweise Obst und Gemüse vor. Jedoch ist ein Großteil der Böden in Deutschland ausgelaugt, wodurch die Pflanzen zu wenig Selen enthalten. Der Klimawandel und die Überdüngung sind hieran maßgeblich beteiligt. In manchen Ländern werden Düngemittel mit Selen versehen, zum Beispiel in Finnland, oder das Tierfutter wird mit Selen angereichert. In Amerika werden auch Lebensmittel mit Selen künstlich angereichert, um einem Mangel vorzubeugen.[13] Um einen globalen Selenmangel zu verhindern, scheinen diese Maßnahmen recht sinnvoll.

TIPP

Die Paranuss ist ein selenreiches Lebensmittel. Man sollte jedoch maximal zwei Stück am Tag essen, damit die empfohlene Tagesdosis von etwa 70 Mikrogramm Selen pro Tag nicht überstiegen wird.[14] Paranüsse sind außerdem teilweise radioaktiv belastet und damit in großen Mengen sogar toxisch.

Bei der Einnahme von Selen haben sich anorganische Verbindungen bewährt. Sie werden zwar nicht so gut aufgenommen wie organische Verbindungen, dafür stehen sie aber dem Organismus schnell und vollständig zur Verfügung. Ein Beispiel ist das Selenit.

Zink: Immunsystem und Hautgesundheit

Zink ist ein Spurenelement, das eine wichtige Rolle bei der Unterstützung des Immunsystems spielt. Es fördert die Produktion und Funktion von Immunzellen.

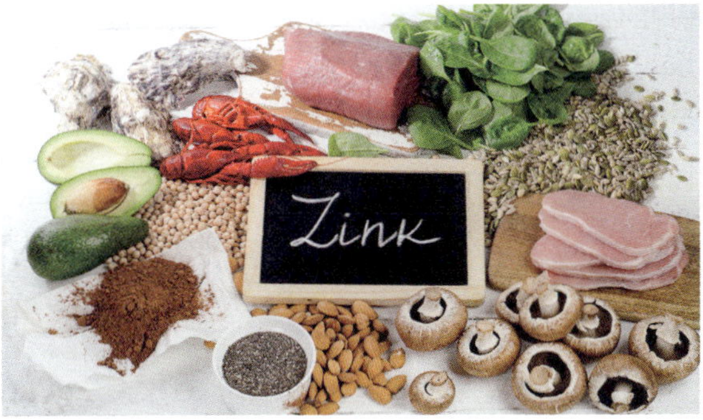

Zink stärkt unser Immunsystem und ist auch für die Haut und die Wundheilung sehr wichtig.

Zink ist auch wichtig für die Hautgesundheit, da es die Heilung von Wunden und die Bildung von Kollagen unterstützt. Darüber hinaus spielt es eine Rolle bei der Regulation von Hormonen und trägt zur Fruchtbarkeit bei.

Zinkreiche Nahrungsmittel sind beispielsweise Fleisch, Fisch, Milchprodukte und Getreide. Allerdings enthalten letztere auch natürliche Abwehrstoffe, die sogenannten Phytate. Diese schützen die Pflanze vor Schädlingen, verhindern aber gleichzeitig die Zinkaufnahme im Körper. Daher ist die Aufnahme von pflanzlichem Zink begrenzt. Haferflocken enthalten viel Zink, sind aber als Zinkquelle nur bedingt geeignet, da sie auch viele Phytate enthalten.[15]

TIPP Nehmen Sie Zinktabletten nicht zu einer Getreidemahlzeit ein. Diese werden genauso schlecht aufgenommen wie das Zink aus dem Hafer.

Sekundäre Pflanzenstoffe – geballte Pflanzenpower

Sekundäre Pflanzenstoffe, auch Phytonährstoffe genannt, dienen den Pflanzen als Abwehrmechanismen gegen Schädlinge und Krankheitserreger. Einige sekundäre Pflanzenstoffe wirken als Antioxidantien und können dadurch Zellschäden durch freie Radikale reduzieren und damit chronischen Krankheiten vorbeugen. Zu den sekundären Pflanzenstoffen gehören zum

Beispiel die Flavonoide, die in vielen Obst- und Gemüsesorten, Tee, Kakao und Rotwein vorkommen. Sie sind dafür bekannt, Entzündungen zu reduzieren und die Gesundheit des Herz-Kreislauf-Systems zu fördern.

TIPP

Integrieren Sie regelmäßig Beeren (Heidelbeeren, Himbeeren, Brombeeren), Äpfel, Zwiebeln und dunkle Schokolade in Ihre Ernährung, um Flavonoide aufzunehmen.

Lycopin, das in Tomaten, Wassermelonen, Grapefruits und anderen roten Früchten und Gemüsesorten vorkommt, ist ein starkes Antioxidans, das die Haut vor schädlicher UV-Strahlung schützen kann und mit einem verringerten Risiko für bestimmte Krebsarten in Verbindung gebracht wird.

Quercetin, das in Zwiebeln, Äpfeln, Beeren und grünem Tee vorkommt, hat antioxidative und entzündungshemmende Wirkungen und kann dazu beitragen, allergische Reaktionen zu reduzieren und das Immunsystem zu unterstützen.[16]

Einige sekundäre Pflanzenstoffe haben entzündungshemmende und antioxidative Eigenschaften. Dazu gehört Curcumin, der aktive Bestandteil aus der Wurzel von Kurkuma, einem gelben Gewürz, das in der ost-asiatischen Küche weit verbreitet ist. Es wird oft zur Linderung von Entzündungen bei Arthritis und anderen entzündlichen Erkrankungen eingesetzt. Integrieren Sie Kurkuma in Ihre Ernährung, indem Sie es als Gewürz verwenden. Zur aktiven Linderung von Entzündungen sind höhere Dosierungen notwendig, hier kann es hilfreich sein, ein gutes Curcumin-Präparat zu verwenden.[17]

Aminosäuren

Aminosäuren sind die Bausteine der Proteine. Proteine sind für den Körper lebensnotwendig, da sie eine Vielzahl von Funktionen erfüllen: Muskeln aufbauen, Gewebe reparieren, Enzyme und Hormone bilden und das

Immunsystem stärken. Man kann sich Aminosäuren wie Buchstaben des Alphabets vorstellen, aus denen man verschiedene Wörter und Sätze bilden kann. Insgesamt gibt es 20 verschiedene Aminosäuren, die sich in unterschiedlichen Kombinationen zu verschiedenen Proteinen verbinden. Proteinquellen wie Fleisch, Fisch, Eier, Kuhmilchprodukte, Hülsenfrüchte, Nüsse und Samen sind äußerst reich an verschiedenen Aminosäuren. Die aktive Form der Aminosäuren ist die L-Form, im Gegensatz zu der inaktiven D-Form. Daher spricht man bei Aminosäuren immer von der L-Form, zum Beispiel L-Glutamin und L-Lysin.

Das hochwertigste Eiweiß ist das Eiklar. Allerdings kann man die Wertigkeit noch toppen: mit der Zusammenstellung von Lebensmitteln, zum Beispiel Mais mit Bohnen oder Kartoffeln und Ei. Schauen Sie sich beispielsweise die mexikanische Ernährung mal an – dort sind solche Kombinationen üblich.

essenziell	nicht-essenziell	bedingt-essenziell
Valin	Glycin	Cystein
Leucin	Alanin	Tyrosin
Isoleucin	Serin	Arginin
Methionin	Asparagin	
Phenylalanin	Glutamin	
Tryptophan	Prolin	
Histidin	Asparaginsäure	
Threonin	Glutaminsäure	
Lysin		

Aminosäuren werden in essenzielle, nicht-essenzielle und bedingt-essenzielle Aminosäuren eingeteilt. Essenzielle müssen über die Nahrung aufgenommen werden.

Fettsäuren

Fettsäuren sind einerseits eine wichtige Quelle für die Energiegewinnung. Sie werden in den Mitochondrien, den sogenannten Kraftwerken der Zellen, verbrannt, um *Adenosintriphosphat*, als ATP Ihnen vielleicht noch aus der Schule bekannt, zu produzieren – die universelle Energiequelle für Zellen. Fettsäuren liefern dem Körper eine lang anhaltende Energieversorgung und sind besonders wichtig während längerer körperlicher Aktivitäten und beim Fasten. Bei der Verbrennung entstehen sogenannte *Ketone*, die genau wie Zucker als Energiequelle genutzt werden können. Zum anderen sind Fettsäuren Vorläufer für hormonähnliche Substanzen im Körper und wirken zum Teil entzündungshemmend.[18] Unterscheiden muss man in Omega-3, Omega-6 und Omega-9 und die Arachidonsäure, die im Fleisch vorkommt. Besonders Omega-3-Fettsäuren, die hauptsächlich in fettem Fisch wie Lachs, Makrele und Hering enthalten sind, haben entzündungshemmende Eigenschaften und unterstützen die Funktion von Herz, Gehirn und Augen. 150 Gramm Lachs liefern eine ausreichende Menge an Omega-3-Fettsäuren. Auch Leinsamen, Walnüsse und Algenöl können als Omega-3-Quelle eingenommen werden. Das bekannte Leinöl muss im Körper erst in Omega-3-Fettsäuren umgewandelt werden, was höchstens zu zehn Prozent überhaupt möglich ist. Daher reicht es oft nicht aus, um den Körper ausreichend zu versorgen. Besser ist die Verwendung von Algenöl.[19]

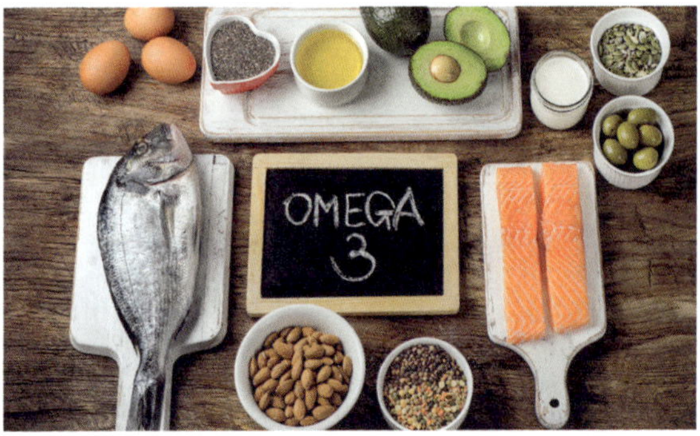

Omega-3-Fettsäuren aus Fisch und Nüssen machen Herz und Hirn fit.

Omega-6-Fettsäuren wie Linolsäure und Arachidonsäure sind in größeren Mengen eher entzündungsfördernd und kommen in pflanzlichen Ölen wie Sonnenblumenöl, Maisöl, Distelöl und in Schweinefleisch sowie in Eigelb vor. Omega-9-Fettsäuren finden wir im Olivenöl. Schauen Sie doch mal in die Rezepte im Anhang, die sind äußerst Omega-3-reich.

TIPP

Machen Sie doch mal einen Ölwechsel in der Küche. Ersetzen Sie Ihr Sonnenblumenöl, Maiskeimöl und Distelöl durch hochwertiges Olivenöl, Rapsöl oder Algenöl, um die Omega-6-Zufuhr zu verringern.

Antioxidantien

Antioxidantien wirken als Schutzmechanismus gegen freie Radikale, die Zellen und Gewebe schädigen können und mit einer Vielzahl von Gesundheitsproblemen, darunter Herz-Kreislauf-Erkrankungen, Krebs, Störungen des Immunsystems und vorzeitige Alterung, in Verbindung gebracht werden. Zu den Antioxidantien gehören Vitamin C, Vitamin E, Beta-Carotin, Selen, Coenzym Q10, Taurin oder Polyphenole. Das stärkste Antioxidans ist das Glutathion, das an der Entgiftung von schädlichen Substanzen und freien Radikalen beteiligt ist.

TIPP

Etwa 100 Gramm Rote Bete täglich unterstützen den Schutz vor freien Radikalen. Auch grüner Tee und dunkle Schokolade eignen sich hervorragend.

Die optimale Gesundheit und Funktionalität unseres Körpers ist also nicht von einzelnen Mikronährstoffen abhängig, sondern von einem ausgewogenen Zusammenspiel aller wichtigen Vitamine und Mineralstoffe. Um einen umfassenden Überblick über die Bedeutung dieser Mikronährstoffe zu geben, werden sie in der folgenden Tabelle zusammengefasst.

Übersicht von lebenswichtigen Mikronährstoffen	
wasserlösliche Vitamine	Vitamin B_1, Vitamin B_2, Vitamin B_6, Vitamin B_{12}, Vitamin C, Niacin, Pantothensäure, Biotin, Folsäure
fettlösliche Vitamine	Vitamin A, Provitamin A, Vitamin D, Vitamin E, Vitamin K
Mineralien	Natrium, Kalium, Kalzium, Phosphor, Magnesium, Chlorid, Schwefel, Eisen
Fettsäuren	Linolsäure (Omega-6-Fettsäure), Linolensäure (Omega-3-Fettsäure)
Vitaminoide	Cholin, Myo-Inosit, Coenzym Q10
Spurenelemente	Jod, Fluorid, Kupfer, Mangan, Kobalt, Zink, Molybdän, Selen, Chrom, Nickel, Vanadium, Silizium, Zinn
Makronährstoffe	Kohlenhydrate, Fette, Eiweiße
Aminosäuren	L-Isoleucin, L-Leucin, L-Lysin, L-Methionin, L-Phenylalanin, L-Theocinin, L-Tryptophan (L-Cystein, L-Arginin, L-Glutamin, L-Tyrosin)
Aminosäure-verbindungen	L-Carnitin

Laboruntersuchungen zur Feststellung eines Mikronährstoffmangels

Um eine exakte Bestimmung des Mikronährstoffstatus zu erheben, wird eine Laboruntersuchung benötigt. Hierbei kann man gezielt nach Mangelerscheinungen suchen und so individuell therapieren.

Wie aber werden Mikronährstoffspiegel am besten gemessen? Zunächst gilt es zu beachten: Im gängigen »großen Blutbild« werden Mikronährstoffe in der Regel nicht erfasst. Denn die große schulmedizinische Check-up-Untersuchung im Blut umfasst nur eine begrenzte Menge an Werten: Leberwerte, Nierenwerte, Cholesterinstoffwechselwerte und Blutzuckerwerte. Je nach Symptomatik werden zusätzliche Werte in Auftrag gegeben, wie beispielsweise Schilddrüsen- oder Entzündungswerte. Die Diagnostik von Mikronährstoffen gehört dagegen – bis auf wenige Parameter – nicht zum Leistungskatalog der gesetzlichen Krankenkasse.

Bei Laboruntersuchungen muss zudem beachtet werden: Blutwerte können im Labor aus dem *Serum* (umgangssprachlich Blutwasser) bestimmt werden. Das hat den Vorteil, dass die Proben sehr stabil sind und sich die meisten Werte aus dem Serum leicht bestimmen lassen. Vitamine und Mineralstoffe befinden sich aber zum Teil in den Blutzellen, das heißt, sie werden in einer Serumuntersuchung nicht ausreichend erfasst. Daher sind in diesen Fällen sogenannte Vollblutanalysen notwendig, wo sowohl die Blutzellen als auch das Serum untersucht werden.

Labortests sind bei der Identifizierung von Mikronährstoffmängeln und bei der Prävention von Krankheiten hilfreich.

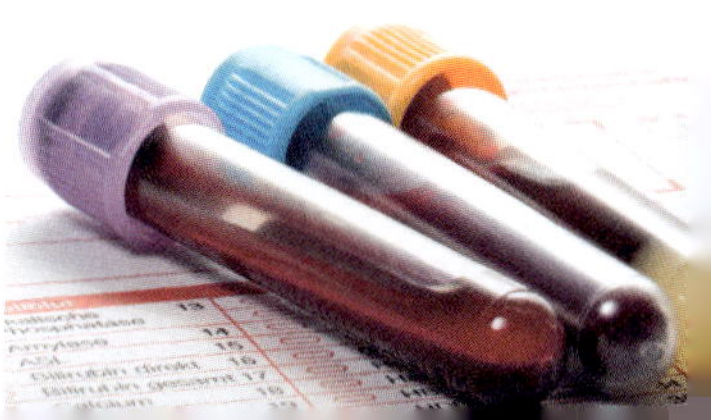

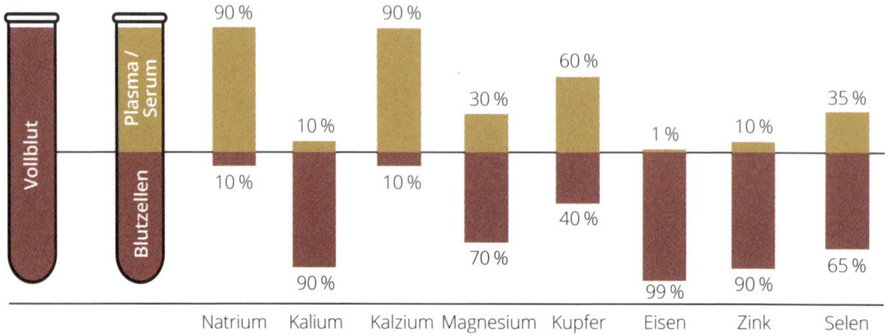

Die Verteilung der Mikronährstoffe zwischen Blutzellen und Blutplasma in prozentualen Angaben

Die Vollblut-Mineralstoffanalyse ist ein Test, der misst, wie viele Mineralstoffe im Vollblut vorhanden sind. Damit wird festgestellt, ob eine Person mit wichtigen Mineralstoffen wie Eisen oder Magnesium unter- oder überversorgt ist.

Schauen wir uns einige Laborwerte, die bestimmt werden können und sollten, im Einzelnen an, geordnet nach den gängigsten und häufigsten Untersuchungen bei Frauen.

Nährstoff im Blut	Gemessener Wert (in mg/l)	Normalbereich	
Natrium	2058	1900 bis 2050	
Kalium	1751	1750 bis 1900	
Kalzium	61,05	57 bis 61	
Magnesium	39,13	35 bis 39	
Kupfer	0,89	0,85 bis 1,05	
Eisen	537	460 bis 515	
Zink	8,2	7,0 bis 7,6	
Selen	94,56	100 bis 140	

Die Vollblut-Mineralstoffanalyse aus dem Labor zeigt die Verteilung der Mikronährstoffe.

Eisen

Zur Bestimmung des Eisenstoffwechsels reicht die Bestimmung von Eisen im Blut nicht aus. Eisen ist im Blut kein Marker für eine ausreichende Versorgung, sondern ein Marker für Entzündungs- oder Tumorgeschehen im Körper. Bei einem akuten Infekt zum Beispiel ist der Eisenspiegel im Blut vermindert.

Eine bessere Aussage über den Eisenstoffwechsel geben das *Ferritin* (der Eisenspeicher), das *Transferrin* oder auch die *Transferrinsättigung* (Eisentransporter). Zudem kann man das Eisen im Vollblut bestimmen, da auch Eisen eher in der Blutzelle als im Serum zu finden ist.

Wichtig ist die Unterscheidung zwischen Eisenmangel – mit vermindertem Ferritin- und eventuell auch herabgesetztem Transferrin-Wert – und einer Eisenmangelanämie. Dabei ist zusätzlich der Hämoglobinwert, also der rote Blutfarbstoff, verringert (siehe Abbildung unten). Durch eine eingeschränkte Versorgung mit Eisen ist die Bildung von Hämoglobin verringert. Da Hämoglobin jedoch für den Sauerstofftransport im Körper zuständig ist, macht sich der typische Eisenmangel oft durch Müdigkeit, Erschöpfung, Blässe oder Haarausfall und Leistungsminderung bemerkbar. Bei einer Blutuntersuchung wird häufig nur der Hämoglobinwert bestimmt. Damit kann zwar

Blutwert	Gemessener Wert	Normalbereich	
Leukozyten	6,5 Zellen/nl	4,0 bis 10,8	
Erythrozyten	4,20 /pl	4,10 bis 5,40	
Hämoglobin	10,4g/dl	11,5 bis 16,0	
Hämatokrit	34,0 V %	34,7 bis 46,0	
Thrombozyten	253 /nl	157,6 bis 358,4	
Ferritin	8,0 ng/ml	10,0 bis 291,0	
Eisen i. Vollblut	415 mg/l	423 bis 520	

Der Laborbefund zeigt einen Mangel im Eisenstoffwechsel auf, genauer eine Eisenmangelanämie.

eine Eisenmangelanämie, also eine echte Blutarmut diagnostiziert werden, allerdings nicht der Mangel an Speichereisen, der bereits die genannten Symptome auslösen kann.[20]

Vitamin B_{12}

B_{12} ist ein wichtiges B-Vitamin, das entscheidend an der Energiegewinnung beteiligt ist. Im Blutbild wird es wie folgt angezeigt:

Nährstoff im Blut	Gemessener Wert	Normalbereich	
Vitamin B_{12}	210 pg/ml	211 bis 911	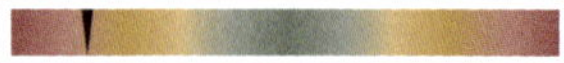
Holotranscobalamin /Holo TC)	38 pmol/l	> 50,0	

Der Laborbefund zeigt einen Mangel an Vitamin B_{12} und einen des aktiven Vitamins (Holotranscobolamins).

Bei der Messung von Vitamin B_{12} ist es wichtig, auch das aktive Vitamin zu messen. Das erfolgt durch die Bestimmung des Holotranscobolamins.

Als indirekte Messmethode fungiert die Bestimmung von *Methylmalonsäure* im Urin. Ist dieser Wert erhöht, spricht das für einen Vitamin-B_{12}-Mangel. Als weiteres Beispiel einer indirekten Messmethode dient die Messung des *Homocysteins*. Dabei handelt es sich um ein Abbauprodukt einer Aminosäure, die Gefäßschäden verursachen kann. Für den Abbau benötigt der Körper B-Vitamine. Liegt das Homocystein im Blut erhöht vor, hängt dies mit einem Mangel an B-Vitaminen zusammen. Dies betrifft insbesondere die Vitamine B_6, B_9 (Folsäure) und B_{12}.

Vitamin D

Im Labor kann der Vitamin-D-Spiegel im Serum gemessen werden. Grundsätzlich wird empfohlen, einen Wert im oberen Normbereich anzustreben. Im nachfolgenden Beispiel wird ersichtlich, dass es zwei Einheiten gibt;[21] gängig ist die Bestimmung von Nanogramm pro Milliliter, also der untere Wert.

Nährstoff im Blut	Gemessener Wert	Normalbereich	
Vitamin D	44,1 nmol/l	75 bis 150	
Vitamin D	17,6 ng/ml	30 bis 60	

Der Beispielbefund zeigt eine Patientin mit deutlichem Vitamin-D-Mangel.

Jod

Jod ist ein unentbehrliches Spurenelement, das vor allem für die Schilddrüsenfunktion benötigt wird. Eine Jodmangelversorgung kann indirekt über die Bestimmung der Jodausscheidung mit dem Urin gemessen werden.

Nährstoff	Gemessener Wert	Normalbereich	
Jod i. Urin	66,0 µg/g Kreatinin	> 105	

Laboruntersuchung zur Jodkonzentration im Urin

Omega-3-Fettsäuren

Der Omega-3-Index ist ein Maß für die Konzentration der Omega-3-Fettsäuren *Eicosapentaensäure* (EPA) und *Docosahexaensäure* (DHA) in den roten Blutkörperchen. Diese beiden Fettsäuren sind essenziell für die Gesundheit, insbesondere für das Herz-Kreislauf-System, die Gehirnfunktion und die Entzündungsregulation.

Nährstoff im Blut	Gemessener Wert	Normalbereich	
Omega-3-Index	5,1 %	> 8	
Omega-6/3-Verhältnis	6,3 %	< 8	

Der Omega-3-Index misst den Anteil der Omega-3-Fettsäuren an den Gesamtfettsäuren in Prozent.

Die Messung des Omega-3-Index erfolgt durch eine Blutanalyse. Dabei wird der Anteil von EPA und DHA an den Gesamtfettsäuren in den roten Blutkörperchen bestimmt. Ein Omega-3-Index zwischen acht und zwölf Prozent wird als optimal angesehen. Ein Wert unter vier Prozent kann mit einem erhöhten Risiko für Herz-Kreislauf-Erkrankungen verbunden sein. Der Omega-3-Index ist ein sehr zuverlässiger Biomarker für die langfristige Aufnahme von Omega-3-Fettsäuren. Studien haben gezeigt, dass ein höherer Omega-3-Index mit einer geringeren Sterblichkeitsrate durch Herzkrankheiten, einer besseren kognitiven Funktion und einem verringerten Risiko für chronische Entzündungen einhergeht. Daher kann eine regelmäßige Überwachung und gegebenenfalls Anpassung der Omega-3-Fettsäureaufnahme durch Ernährung oder Supplemente einen wichtigen Beitrag zu Ihrer Gesundheit leisten.[22]

Beispiele für Laborbefunde

Grundsätzlich kann man alle einzelnen Mikronährstoffe im Blut oder im Urin bestimmen lassen. Es ist jedoch unüblich, ohne spezifischen Anlass alle Werte zu testen. In der Regel werden nur die Mikronährstoffe bestimmt, die für entsprechende Symptome verantwortlich sein könnten.

Nährstoff im Blut	Abweichung vom Normalwert		Mittelwert
Kalium	-1 %		
Magnesium	-8 %		
Kupfer	-6 %		
Eisen	6 %		
Zink	-39 %		
Selen	-20 %		
Nährstoff	**Gemessener Wert**	**Normalbereich**	
Vitamin B_6 i. Vollblut	56,4 µg/l	16,4 bis 80,4	
Vitamin D	44,1 nmol/l	75 bis 150	
Vitamin D	17,6 ng/ml	30 bis 60	

Die Abbildung zeigt das Blutbild einer Patientin mit Hashimoto, Erschöpfung, Müdigkeit, Haarausfall.

Man sieht an den Blutwerten einen deutlichen Mangel an Vitamin D, Zink, Magnesium, Selen und Eisen. Die Symptome könnten also mit diesen Mängeln in Verbindung stehen. In diesem Fall ist die Einnahme der entsprechenden Nährstoffe sinnvoll.

Blutwert	Gemessener Wert	Normalbereich	
Leukozyten	6,5 Zellen/nl	4,0 bis 10,8	
Erythrozyten	4,00 /pl	4,10 bis 5,40	
Hämoglobin	10,2 g/dl	11,5 bis 16,0	
Hämatokrit	32,3 V %	34,7 bis 46,0	
Thrombozyten	249 /nl	157,6 bis 358,4	
Ferritin	8,1 ng/ml	10,0 bis 291,0	
Jod i. Urin	82,0 µg/g Kreatinin	> 105	
Kalzium i. Vollblut	52,3 mg/l	53,8 bis 62,7	
Magnesium i. Vollblut	29,1 mg/l	29,8 bis 37,5	
Eisen i. Vollblut	340 mg/l	423 bis 520	
Zink i. Vollblut	4,20 mg/l	4,88 bis 6,67	
Vitamin B_2 i. Vollblut	132,0 µg/l	149,0 bis 242,0	
Vitamin B_{12}	153,0 pg/ml	211,0 bis 911,0	

Eine Patientin, die sich vegan ernährt, möchte herausfinden, ob ihr Ernährungsplan alle notwendigen Nährstoffe enthält.

Dies ist ein typisches Blutbild bei veganer Ernährung, wenn nicht auf die richtige Zusammensetzung der Nahrung geachtet wird. In dem Beispiel sehen Sie diverse Mängel, die durch die Ernährungsform erklärbar sind: Eisen, Magnesium, Zink und Vitamin B_{12}. Diese Nährstoffe finden sich überwiegend in tierischen Produkten.

Blutwert	Gemessener Wert	Normalbereich	
Hämoglobin	13,0 g/dl	13,5 bis 17,8	
Hämatokrit	35,7 V %	36,4 bis 50,4	
Thrombozyten	242 /nl	135,1 bis 326,3	
Homocystein i. Plasma	15,8 µmol/L	< 13,9	
Magnesium i. Vollblut	28,1 mg/l	31,2 bis 39,1	
Kupfer i. Vollblut	1,10 mg/l	0,7 bis 0,94	
Zink i. Vollblut	4,70 mg/l	5,63 bis 7,29	
Selen i. Vollblut	78 µg/l	101 bis 168	
Vitamin B_5 i. Vollblut	14,9 µg/l	16,4 bis 80,4	
Vitamin D	73,0	100,0 bis 150,0	
Coenzym Q10 i. Vollblut	0,45 mg/l	> 0,67	
Coenzym Q10	0,151 µmol/mmol	> 0,160	

Das Bild zeigt ein Blutbild einer Patientin mit Long-Covid-Symptomatik.

Es sind die typischen Mangelzustände ersichtlich, die oft bei Long-Covid-Patientinnen und Patienten zu beobachten sind. Diese betreffen Eisen, Magnesium, Zink, Selen, B-Vitamine und Coenzym Q10. Ein Mangel dieser Vitalstoffe führt zu Störungen in der Energiegewinnung, Müdigkeit, Erschöpfung, muskulären Problemen und vielem mehr. Durch präzise Laboruntersuchungen können Mängel oder Überschüsse an notwendigen Vitaminen und Mineralstoffen identifiziert werden, die direkte Auswirkungen auf die körperliche und mentale Gesundheit haben. Eine gezielte Labordiagnostik ermöglicht es, individuelle Bedürfnisse festzustellen und maßgeschneiderte Ernährungs- oder Nahrungsergänzungspläne zu entwickeln. Es gilt immer der Grundsatz: messen, analysieren, handeln, kontrollieren.

Mit Mikronährstoffen Krankheiten vorbeugen

Viele Krankheiten sind nicht angeboren, sondern werden im Laufe des Lebens erworben. Und viele dieser Krankheiten können verhindert oder durch Prävention günstig beeinflusst werden. Die primäre Prävention zielt darauf ab, die Entstehung von Krankheiten zu verhindern. Die sekundäre Prävention bezieht sich auf Maßnahmen, die ergriffen werden, um das Fortschreiten einer Krankheit zu verlangsamen oder zu verhindern, nachdem sie bereits diagnostiziert wurde oder erste Symptome aufgetreten sind. Hierzu zählen zum Beispiel Krebsvorsorgeuntersuchungen, Medikamente oder Lebensstiländerungen. Die tertiäre Prävention ist weitgehend identisch mit der medizinischen Rehabilitation. Sie soll das Fortschreiten von Krankheiten verhindern. Zu den wichtigsten präventiven Maßnahmen gehören: Ernährungsumstellung, Bewegung, Stressbewältigung, Schlaf und die optimale Versorgung mit Mikronährstoffen.

Mikronährstoffe in der Prävention anwenden

Mikronährstoffe spielen also eine entscheidende Rolle bei der Prävention von Krankheiten. Sie tragen dazu bei, die biologischen Prozesse im Körper optimal zu unterstützen, die Zellen zu schützen und die Widerstandsfähigkeit gegenüber Krankheiten zu erhöhen. Dabei können sie verschiedene Wirkungen zeigen.

Vorbeugung von Mangelerscheinungen

Ein Mangel an bestimmten Mikronährstoffen kann zu verschiedenen gesundheitlichen Problemen führen. Bekannt ist die Entstehung der Osteoporose bei Kalzium- und Vitamin-D-Mangel oder Müdigkeit und Haarausfall bei Eisenmangel. Die ausreichende Zufuhr von Mikronährstoffen durch die Ernährung oder Nahrungsergänzungsmittel trägt dazu bei, Mangelerscheinungen und so die Krankheitsentstehung zu verhindern.

Zellen

Mikronährstoffe sind unerlässlich für die Zellteilung und -reparatur, was besonders wichtig ist, um das Risiko von Krebserkrankungen zu minimieren und die allgemeine Gesundheit der Gewebe und Organe zu fördern. Schäden bei der Zellregeneration führen nicht nur zu Krebserkrankungen, sondern zum Beispiel auch zu chronischer Erschöpfung, Hauterkrankungen, Darmerkrankungen und vielem mehr. Bei verminderter Energieproduktion in den Zellen selbst spricht man von einer *Mitochondriopathie*.

Immunsystemstärkung

Bestimmte Mikronährstoffe, insbesondere Vitamin C, D und E oder Zink spielen eine Schlüsselrolle bei der Stärkung des Immunsystems. Ein gut funktionierendes Immunsystem ist entscheidend, um Infektionen und Krankheiten abzuwehren. Nähere Informationen zu diesem Thema finden Sie auch ab Seite 140 im Abschnitt »Allergien«.

Hormonelle Regulation

Einige Mikronährstoffe, wie Omega-3-Fettsäuren, beeinflussen die Produktion und Regulation von Hormonen im Körper. Eine ausgewogene Hormonbalance ist wichtig für die Prävention hormonbedingter Erkrankungen.

Antioxidative Wirkung

Viele Mikronährstoffe wirken als Antioxidantien, die den Körper vor schädlichen freien Radikalen schützen. Diese schädlichen Moleküle werden mit verschiedenen Krankheiten, einschließlich Krebs und Herz-Kreislauf-Erkrankungen, in Verbindung gebracht.

Funktion als Cofaktoren

Mikronährstoffe fungieren oft als Cofaktoren für Enzyme, die an vielen Stoffwechselprozessen beteiligt sind. Sie sind notwendig, damit diese Prozesse effizient ablaufen können, was wiederum die Gesundheit der Zellen und Organe beeinflusst.

Konkrete Prävention

Um effektive Prävention zu erreichen, ist es wichtig, Mangelerscheinungen frühzeitig zu erkennen und auszugleichen. Der Körper reagiert erst sehr spät auf Mangelerscheinungen, das heißt, wenn der Mangel schon sehr stark ist. Dann kommt es oft plötzlich zu Problemen wie zunächst Müdigkeit, Schlafstörungen, Haarausfall, Hautproblemen, Darmstörungen. Später können daraus unter Umständen schwere Krankheiten entstehen.

Was heißt das nun konkret? Die Basis für die Prävention ist die ausgewogene Ernährung, ausreichende Bewegung und die Vermeidung von Über- und Untergewicht und ungesundem Stress. Grundsätzlich sollte eine Basisversorgung mit den wichtigsten Mikronährstoffen gewährleistet sein: Vitamin D, Vitamin C, B-Vitamine, Zink, Magnesium, aber auch Melatonin.[23]

TIPP

Eigentlich bekannt als Schlafhormon, hat Melatonin in den letzten Jahren noch weitere Bedeutung erlangt: nämlich seine starke antioxidative Eigenschaft und damit seine Bedeutung in der Prävention. Empfohlen wird bis zu einem Milligramm pro Tag.

In der Tabelle haben wir Ihnen Dosierungsempfehlungen für Mikronährstoffe in der Prävention allgemein zusammengestellt. In den entsprechenden folgenden Abschnitten in Kapitel drei finden Sie die konkreten Empfehlungen in Bezug auf die Prävention bestimmter frauenspezifischer Gesundheitsprobleme und Krankheiten.

Allgemeine Auswahl von Mikronährstoffen zur Prävention von Gesundheitsproblemen nach D-A-CH-Empfehlungen (Referenzwerte aus Deutschland, Österreich und der Schweiz)[24, 25]	
Mikronährstoff	**Dosierung pro Tag**
Kalzium	1000 mg
Eisen	10 bis 15 mg
Jod	150 bis 200 µg
Magnesium	150 bis 300 mg
Selen	30 bis 70 µg
Vitamin B_6	1,4 mg
Vitamin B_{12}	33 µg
Vitamin C	90 bis 100 mg
Vitamin D	200 bis 400 IE
Zink	7 bis 10 mg

Identifizieren von Risikogruppen

Der Bedarf an Mikronährstoffen bei Frauen ändert sich im Laufe des Lebens aufgrund biologischer, physiologischer und hormoneller Prozesse. Auch die Einnahme von Medikamenten kann einen erhöhten Bedarf an Mikronährstoffen hervorrufen. Die Identifizierung von Risikogruppen bei Frauen im Hinblick auf die Mikronährstoffversorgung ist entscheidend, um gezielte Maßnahmen zur Verbesserung von Gesundheit und Wohlbefinden zu ergreifen.[26]

Weibliche Risikogruppen und ihr entsprechender Mikronährstoffbedarf

Risikogruppe	Ursachen für einen erhöhten Mikronährstoffbedarf	Unterstützende Mikronährstoffe zur Risikominimierung
Kinder und Jugendliche	erhöhter Bedarf an Mikronährstoffen durch Wachstum	Kalzium, Vitamin D, Eisen
Berufstätige (insbesondere Bürotätigkeiten)	erhöhter Bedarf durch einseitige Ernährungsgewohnheiten, Stress oder Genussmittelkonsum	Antioxidantien, B-Vitamine, Magnesium, Coenzym Q10
Schwangere und Stillende	Mikronährstoffbedarf steigt signifikant, um Wachstum und Entwicklung des Babys zu unterstützen	Eisen, Folsäure, Vitamin D

ältere Frauen	altersbedingte Beeinträchtigung verschiedener Organe, zum Beispiel Haut, Niere, Leber	Aminosäuren, B-Vitamine, Magnesium, Kalzium, Vitamin D
Frauen mit Magen-Darm-Störungen (beispielsweise Reizdarm)	beeinträchtigte Nährstoffaufnahme, weil der Körper Schwierigkeiten mit der Aufnahme von Mikronährstoffen aus der Nahrung hat	Vitamin B_{12}, Probiotika, Ballaststoffe
Chronisch Kranke (Diabetes, Herzkrankheiten, Depressionen …)	Bedarf an bestimmten Mikronährstoffen kann durch chronische Erkrankungen erhöht werden, während gleichzeitig Absorptionsprobleme oder erhöhte Verluste auftreten können.	individuell
Frauen mit Essstörung	erhöhter Bedarf durch Mangelernährung	individuell
Sportlerinnen	erhöhter Bedarf durch Aktivität und Verlust durch Schwitzen	Elektrolyte und Spurenelemente
Frauen, die viele Medikamente einnehmen	Beeinträchtigung der Aufnahme einiger Medikamente oder der Verstoffwechslung von Mikronährstoffen	individuell
Vegetarierinnen oder Veganerinnen	erhöhter Bedarf durch Nährstoffquellenausschlüsse	Vitamin B_{12}, Zink, Omega-3, Eisen, Selen und Coenzym Q10

Die Identifizierung dieser Risikogruppen ist der erste Schritt zur Entwicklung gezielter Maßnahmen, um die Mikronährstoffversorgung von Frauen zu verbessern und langfristig ihre Gesundheit und ihr Wohlbefinden zu fördern. Dies kann durch individuelle Ernährungsberatung, Nahrungsergänzungsmittel und regelmäßige Kontrollen geschehen. Die gezielte Förderung eines ausgewogenen Mikronährstoffstatus in diesen Gruppen trägt außerdem zur Prävention von schwereren Komplikationen bei.

Der Einfluss von Medikamenten

Die Entdeckung neuer Wirkstoffe, die fortgeschrittenen Technologien und ein besseres Verständnis der molekularen Mechanismen haben dazu beigetragen, dass immer wirksamere und zielgerichtetere Arzneimittel entwickelt werden konnten. Aber: Jedes Medikament greift gleichzeitig auch in andere Stoffwechselfunktionen ein, sodass es grundsätzlich immer zu Neben- und Wechselwirkungen kommt. Auch dann, wenn Sie ein Wehwehchen manchmal vielleicht gar nicht damit in Verbindung bringen würden. Sie kennen vielleicht den typischen Reizhusten bei der Einnahme von ACE-Hemmern gegen hohen Blutdruck oder die Muskelschmerzen nach Einnahme eines Cholesterinsenkers.

Die regelmäßige und langfristige Einnahme von verschiedenen Medikamenten, gerade bei der Therapie chronischer Erkrankungen, kann dem Körper in vielen Fällen wichtige Mikronährstoffe entziehen. Dieser Mangel kann zu Nebenwirkungen führen, die möglicherweise unerkannt bleiben oder eben nicht dem Medikament zugeschrieben werden. Wir möchten Ihnen in der folgenden Tabelle einige Medikamente aufzeigen, die sich ungünstig auf die Verstoffwechslung bestimmter Mikronährstoffe auswirken können.[27, 28, 29, 30]

Übersicht von Medikamenten und welche Mikronährstoffe sie negativ beeinflussen	
Medikament	**Betroffene Mikronährstoffe**
Antibiotika	B-Vitamine, Vitamin C, Vitamin K und Magnesium, Kalzium, Eisen und die Darmflora
Magensäureblocker	Vitamin B_{12}, Folsäure, Vitamin C, Magnesium, Eisen, Kalzium
Abführmittel	Kalzium, Kalium, Magnesium, Folsäure
Blutzuckersenker	Folsäure, Vitamin B_{12}, Zink
Rheuma-Medikamente	Folsäure
Entzündungshemmer	Vitamin D, Kalzium, Vitamin C
Entwässerungs-medikamente	Magnesium, Kalium, Folsäure, Zink
Antiepileptika	Kalzium, Vitamin B_1, Vitamin B_6, Vitamin D, Vitamin K, Folsäure, Niacin
Cholesterinsenker	Coenzym Q10, Selen
Schmerzmittel	Eisen, Vitamin C
Antidepressiva	Riboflavin, Coenzym Q10, Vitamin B_2
Antibabypille	Folsäure, Vitamin B_6, Vitamin B_{12}, Vitamin B_2, Zink, Vitamin C, Magnesium

Wie Sie sehen, können viele Medikamente die Aufnahme oder den Stoffwechsel wichtiger Nährstoffe stören. Dadurch kann es zu Mangelerscheinungen kommen. Es ist deshalb wichtig, Wechselwirkungen zu kennen und gegebenenfalls durch eine angepasste Ernährung oder Nahrungsergänzungsmittel dagegenzusteuern.

KAPITEL 2

FRAUENSPEZIFISCHE ERNÄHRUNGS-BEDÜRFNISSE UND EIN GESUNDER LIFESTYLE

Eine ausgewogene Ernährung hat weitreichende Auswirkungen auf unsere Gesundheit. Nicht alle notwendigen Makro- und Mikronährstoffe nehmen wir ausreichend auf, weshalb wir darauf achten sollten, was, wie viel und wann wir essen. Dieses Kapitel behandelt die Bedeutung von Ernährung, Stoffwechsel und Bewegung. Eine Balance dieser Faktoren trägt nicht nur zur Verbesserung der Lebensqualität bei, sondern fördert auch die körperliche und geistige Gesundheit und beugt chronischen Krankheiten vor.[1]

Ernährung für den weiblichen Körper

Die richtige Ernährung hängt von einer Vielzahl von Faktoren ab. Dabei ist es wichtig, dass die Ernährung immer an die individuellen Bedürfnisse angepasst wird, die sich bei jeder Frau anders, aber immer aus folgenden Aspekten zusammensetzen:

- Lebensalter
- geistige und körperliche Aktivität
- Körperzusammensetzung (Muskeln, Fettgewebe und Wasser)
- genetische Veranlagung
- etwaige Unverträglichkeiten

Um den Kalorienbedarf zu ermitteln, kann der Grundumsatz bestimmt werden. Dieser wird durch einen Atemtest ermittelt. Er gibt im Ruhezustand an, wie viele Kilokalorien (kcal) verbraucht werden und wie hoch der Anteil der Fettverbrennung ist. Auf der Grundlage dieser Messung können individuelle Empfehlungen ausgesprochen werden.[2] Die Abbildung zeigt beispielhaft eine solche Grundumsatzmessung.

Alternativ eignet sich die *Bioimpedanzmessung* (kurz BIA-Messung). Diese Funktion bieten spezielle Waagen mit Fettmessfunktion. Sie ermöglicht eine Messung des Grundumsatzes und des Körperfettanteils. Ansonsten gibt es eine einfache Formel, die eine grobe Berechnung des Grundumsatzes ermöglicht. Grundumsatz für Frauen:[3]

$$\text{Grundumsatz (kcal/Tag)} = 655{,}1 + (9{,}6 \times \text{Körpergewicht in kg}) + (1{,}8 \times \text{Körpergröße in cm}) - (4{,}7 \times \text{Alter in Jahren})$$

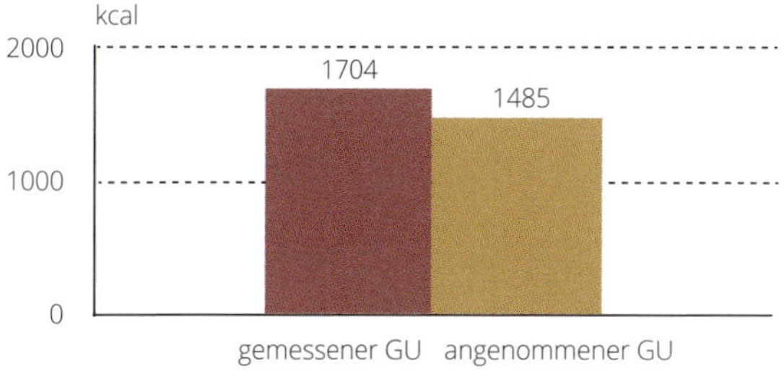

Der berechnete Grundumsatz (GU) dieser Frau liegt nach einer Formel bei 1485, der tatsächlich gemessene Verbrauch ist höher und liegt bei 1704.

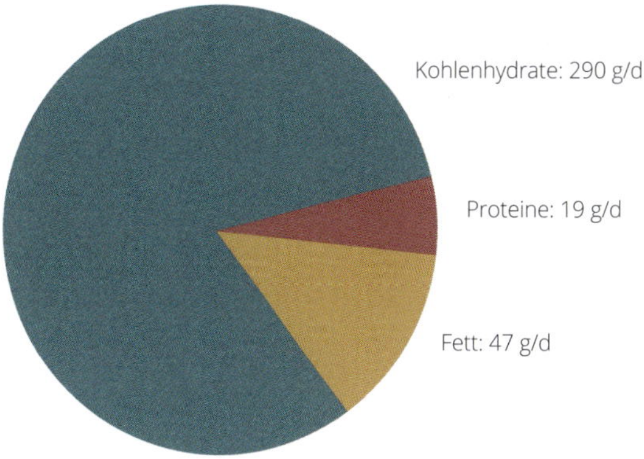

Eine Grundumsatzmessung zeigt, wie viel Energie der Körper im Ruhezustand verbraucht.

Frauen haben einen geringeren Grundumsatz als Männer, was auf ihren höheren Fettanteil zurückzuführen ist. Deshalb ist es für Frauen besonders wichtig, ihre Muskulatur zu stärken und aufzubauen. Denn Muskeln verbrennen wesentlich mehr Energie als Fettgewebe.

Der Gesamtumsatz setzt sich aus dem Grund- und dem Leistungsumsatz zusammen, das heißt, alles, was durch körperliche Aktivität oder geistige Arbeit zusätzlich verbraucht wird, wird hinzugerechnet.[4] Dies ist vor allem dann wichtig, wenn eine Gewichtsreduktion geplant ist. Grundsätzlich gilt: Wer abnehmen möchte, sollte ungefähr 500 Kilokalorien vom täglichen Gesamtumsatz einsparen – oder besser: zusätzlich verbrauchen. Gleiches gilt natürlich auch für Frauen, die zunehmen wollen, nur umgekehrt. Auch Sport ist hier essenziell wichtig!

Makronährstoffverteilung für Frauen – man ist, was man isst

Eine ausgewogene Verteilung der Makronährstoffe ist für die Ernährung von Frauen von entscheidender Bedeutung. Proteine sind notwendig, um Muskeln aufzubauen und Zellen zu reparieren. Kohlenhydrate bieten direkt verfügbare Energie. Fette sind wichtig als Energielieferant, für die Hormonproduktion und die Aufnahme fettlöslicher Vitamine.

Kohlenhydrate

Kohlenhydrate werden für die schnelle Energiebereitstellung benötigt. Frauen sollten zwar nach Empfehlungen zwischen 45 und 65 Prozent ihrer täglichen Kalorien aus Kohlenhydraten aufnehmen.[5] Die moderne Ernährungsberatung empfiehlt hingegen eher eine kohlenhydratarme Kost mit komplexen Kohlenhydraten in Form von Vollkornprodukten, Gemüse,

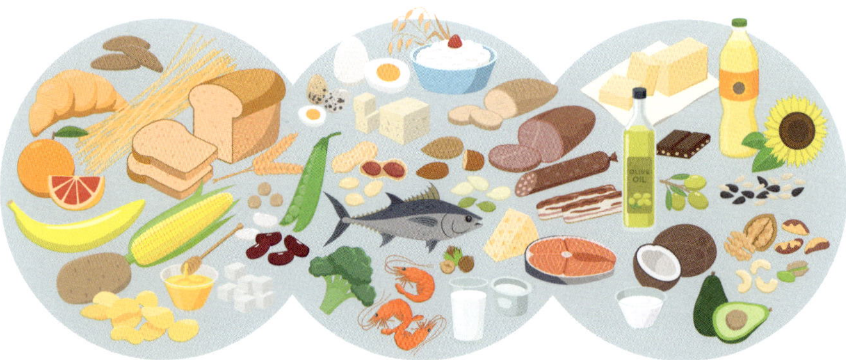

Makronährstoffe wie Kohlenhydrate, Proteine und Fette sind essenzielle Bestandteile der Ernährung.

Obst und Hülsenfrüchten. Sie liefern nicht nur Energie, sondern auch Ballaststoffe, Vitamine und Mineralstoffe. Viele Frauen ernähren sich häufig sehr kohlenhydratreich mit Müsli, Brot, Obst oder Gebäck. Zu viele Kohlenhydrate, vor allem bei wenig sportlichen Frauen, führen dazu, dass die überschüssige Energie in Fett umgewandelt wird, das vom Körper automatisch für schlechte Zeiten gespeichert wird. Dies kann eine Gewichtszunahme zur Folge haben.

Proteine und Eiweiß

Eiweiß (Protein) ist wichtig für den Muskelaufbau, die Heilung von Gewebeschäden und viele chemische Prozesse im Körper. Frauen wird empfohlen, täglich etwa 15 bis 25 Prozent ihrer Kalorien aus Eiweißquellen zu beziehen. Das entspricht in etwa einem Gramm Eiweiß pro Kilogramm Körpergewicht. Gute Eiweißquellen sind mageres Fleisch, Fisch, Geflügel, Eier, Kuhmilchprodukte, Hülsenfrüchte, Nüsse und Samen. Der Eiweißbedarf wird häufig unterschätzt. Besonders in der Schwangerschaft, Stillzeit oder bei intensivem Sport kann der Eiweißbedarf erhöht sein. Die Rezepte im Anhang ab Seite 218 sind äußerst eiweißreich, lassen Sie sich davon gern inspirieren.

Eiweiß ist besonders nach dem Sport und am Abend wichtig. In der Nacht regenerieren sich alle Körperzellen, deshalb brauchen wir in dieser Zeit besonders viel Eiweiß. Außerdem fördert es die nächtliche Fettverbrennung.[6] Beim Abnehmen kann es daher helfen, abends auf Kohlenhydrate zu verzichten und stattdessen eine eiweißreiche Mahlzeit zu essen, zum Beispiel Salat oder Gemüse mit magerem weißem Fleisch, Fisch oder Eiern. Proteine tragen auch dazu bei, dass wir weniger Heißhunger haben und uns schneller satt fühlen.

TIPP

Eiweiß ist der Superheld für Muskeln und Immunsystem. Essen Sie vielfältig: Fleisch, Fisch, Milchprodukte, Hülsenfrüchte und Nüsse. Vielfalt bringt Energie!

Fette

Fette sind wichtig, da sie zum einen Energie liefern. Zum anderen produzieren sie Hormone, fördern die Aufnahme der fettlöslichen Vitamine (E, D, K, A) und unterstützen die allgemeine Zellfunktion. Empfohlen werden 20 bis 35 Prozent der täglichen Kalorienzufuhr aus Fett. Wichtig ist die Unterscheidung zwischen gesättigten, einfach ungesättigten und mehrfach ungesättigten Fettsäuren. Einfach ungesättigte Fette finden sich beispielsweise in Olivenöl, mehrfach ungesättigte, insbesondere die gesunden Omega-3-Fettsäuren, in fettem Fisch, Nüssen und Avocados. Der Verzehr von gesättigten Fetten (zum Beispiel in fettem Fleisch, fetten Milchprodukten und Käse) und Transfetten (zum Beispiel in Fertigprodukten, Backwaren und anderen Lebensmitteln) sollte reduziert werden, um das Risiko von Herz-Kreislauf-Erkrankungen zu senken.[7]

Konkret bedeutet das: Ölwechsel in der Küche. Bereiten Sie Speisen mit Olivenöl anstelle von Butter zu. Integrieren Sie fetten Fisch wie Lachs, Makrele oder Hering in Ihren Speiseplan – am besten zweimal pro Woche. Essen Sie Nüsse wie Walnüsse oder Kerne wie Mandeln und Cashews als Zwischenmahlzeit. Verwenden Sie Avocados als Brotaufstrich oder als Zutat für Salate. Vermeiden Sie ungünstige Öle wie Sonnenblumenöl, Maiskeimöl oder Distelöl.

Flüssigkeitszufuhr

Ausreichende Flüssigkeitszufuhr ist neben den Grundbausteinen der Ernährung wichtig. Frauen sollten täglich mindestens zwei Liter Flüssigkeit zu sich nehmen, am besten in Form von Wasser. Das hilft auch, die Verdauung zu regeln, die Haut zu pflegen und die Körpertemperatur zu regulieren.[8]

Die nachfolgende Tabelle zeigt die primären Funktionen der Makronährstoffe. Interessant ist die Tatsache, dass Kohlenhydrate theoretisch gar nicht benötigt werden, da der Körper in der Lage ist, Energie durch die Ver-

Hauptaufgaben der Makronährstoffe		
Kohlenhydrate	**Fette**	**Eiweiß**
Energielieferant (Gehirn, Muskeln)	Energiespeicherung und -freisetzung	Energielieferant
	Immunsystem	Immunsystem
	Gehirnentwicklung	Gewebeaufbau und -reparatur
	Schutz der Organe	Transporter
	Transporter	Enzyme
	Hormonbildung	Sättigung

brennung von Fett und die Umwandlung von Eiweiß zu gewinnen. Moderne Ernährungsempfehlungen setzen daher nicht mehr auf eine sehr hohe Kohlenhydratzufuhr, sondern auf eine pflanzenbetonte Basisernährung. Heute arbeitet man in den meisten Fällen mit der sogenannten Flexi-Carb-Pyramide, wie sie auf der nächsten Seite zu sehen ist.

Die Flexi-Carb-Pyramide ist ein Konzept zur flexiblen Anpassung der Kohlenhydratzufuhr an individuelle Ernährungsbedürfnisse. Sie ähnelt der klassischen Lebensmittelpyramide, legt aber besonderen Wert auf die Variabilität des Kohlenhydratanteils in der Ernährung. Die Basis der Pyramide bilden Lebensmittel, die reich an Nährstoffen und arm an Kohlenhydraten sind, wie Gemüse und gesunde Fette. Je höher man in der Pyramide steigt, desto mehr kohlenhydratreiche Lebensmittel wie Vollkornprodukte und Obst sind enthalten.

Das Konzept ermöglicht es, die Kohlenhydratzufuhr an die persönlichen Aktivitäten anzupassen. So kann man beispielsweise an Tagen mit viel körperlicher Aktivität mehr Kohlenhydrate zu sich nehmen, während man an ruhigen Tagen weniger Kohlenhydrate aufnimmt. Diese Flexibilität unterstützt eine ausgewogene Ernährung, die auf die individuellen Bedürfnisse abgestimmt ist.

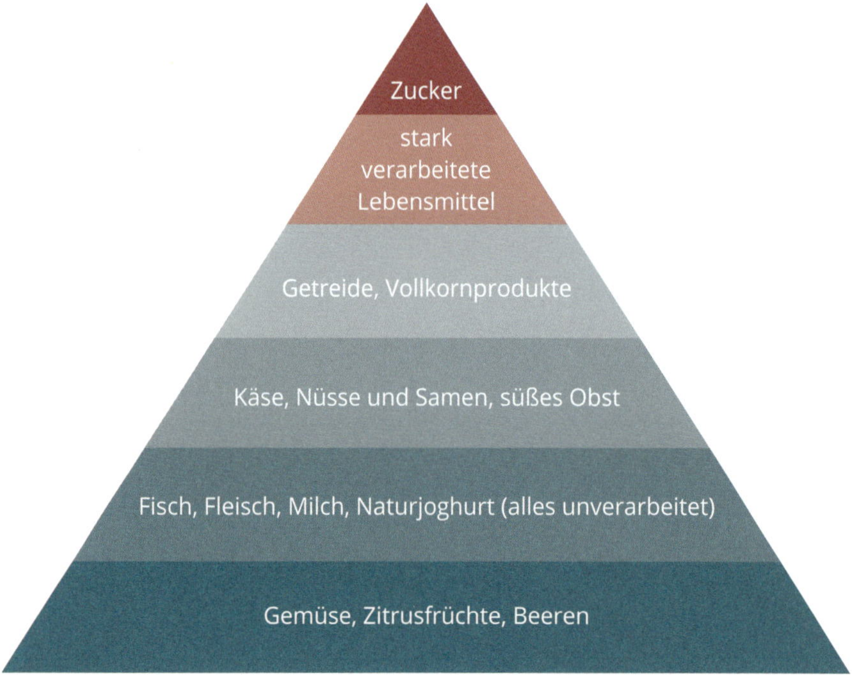

Die Flexi-Carb-Pyramide: clevere Kohlenhydratwahl für Ihre Energie und Gesundheit

Stoffwechsel und Gewichtskontrolle

Kaum ein Thema wird von Frauen so häufig hinterfragt und diskutiert. Denn Stoffwechsel und Körpergewicht sind eng miteinander verknüpft. Der Stoffwechsel bedeutet im Wesentlichen die Umwandlung von Nahrung in Energie und wird durch eine Reihe einzigartiger biologischer Faktoren beeinflusst: hormonelle Schwankungen, Schwangerschaft, Wechseljahre und Mikronährstoffversorgung.

Was versteht man unter Stoffwechsel?

Im Alltag denkt man bei Stoffwechsel meist an die Verdauung und vielleicht noch an das Thema Gewichtsregulation. Unser Stoffwechsel ist aber viel mehr. Er ist im Grunde genommen der Motor unseres Körpers, der alle notwendigen Prozesse steuert. Er umfasst Tausende von chemischen Reaktionen: die Aufnahme von Nahrung, ihre Verarbeitung, die Umwandlung von Nährstoffen in Energie und die Ausscheidung von Abfallprodukten.[9]

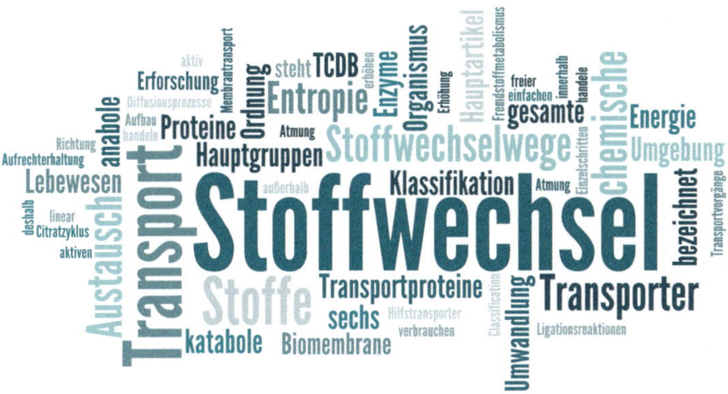

Der Stoffwechsel der Frau ist ein komplexes Zusammenspiel von Hormonen und biochemischen Prozessen.

Einflussfaktoren auf den weiblichen Stoffwechsel

Ein wichtiges Stoffwechselhormon ist das Insulin: Es reguliert den Blutzuckerspiegel und die Einlagerung von Fett in den Körper. Es fördert die Umwandlung von überschüssigem Zucker in Fettgewebe und hemmt die Freisetzung von Fett aus den Fettzellen. Ein dauerhaft erhöhter Insulinspiegel, wie er bei Insulinresistenz oder Diabetes vorliegt, kann zu einer Zunahme des Körperfettanteils führen.

Schilddrüsenhormone regulieren zahlreiche Stoffwechselvorgänge bei Frauen. Dazu gehören der Energieverbrauch und der Fettstoffwechsel. Eine Unterfunktion der Schilddrüse kann eine Verlangsamung des Stoffwechsels zur Folge haben, was sich negativ auf das Gewicht auswirken kann, sei es durch Gewichtszunahme oder durch Schwierigkeiten beim Abnehmen.

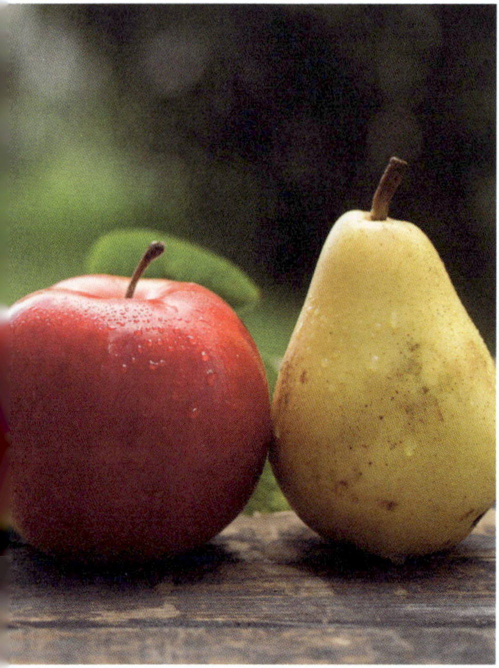

Stresshormone wie Cortisol beeinflussen den weiblichen Stoffwechsel, indem sie den Blutzuckerspiegel erhöhen und die Insulinempfindlichkeit senken. Das bewirkt, dass der Körper mehr Fett aufnimmt und speichert. Chronischer Stress kann auch zu erhöhtem Appetit führen, insbesondere auf hochkalorische und kohlenhydratreiche Nahrungsmittel. Und es kommt bei dauerhaft erhöhtem Cortisolspiegel, also bei chronischem Stress, zu Fetteinlagerungen vor allem im Bauchraum.

Die Figuren der Frau: Wo ist der Unterschied zwischen Apfel- und Birnen-Mädels?

SCHON GEWUSST?

Wir teilen die weiblichen Körperformen in zwei fruchtige Typen ein: Birne und Apfel. Birnenfrauen haben breitere Hüften und Oberschenkel im Verhältnis zum Oberkörper. Die Taille ist schmal und oft betont. Denn die Hüfte nimmt einfach mehr Platz ein. Und das ist gut für die Gesundheit – das Risiko für Herz-Kreislauf-Erkrankungen und Diabetes Typ 2 ist geringer. Und dann sind da noch die Apfelfrauen: Ihre Welt ist auf ihre Mitte ausgerichtet. Das Gewicht wird überwiegend auf dem Bauch getragen, wodurch die Taille im Verhältnis zu Hüfte und Schultern etwas breiter wirkt. Da das Bauchfett (viszerales Fett) zu Entzündungen und Insulinresistenz neigt, kann dies gesundheitlich problematisch sein.

Östrogen und Progesteron sind weibliche Geschlechtshormone. Auch sie regulieren den Fettstoffwechsel, die Insulinempfindlichkeit und den Appetit. Schwankungen dieser Hormone während des Menstruationszyklus oder in den Wechseljahren können zu Veränderungen des Stoffwechsels führen. Diese können das Abnehmen erschweren, indem sie den Appetit steigern und den Fettstoffwechsel beeinflussen.

Umweltfaktoren wie Luftverschmutzung, Chemikalien in der Nahrung und im Wasser sowie Stress und Schlafmangel können den Stoffwechsel von Frauen ebenso beeinflussen. Sie können den Hormonhaushalt stören, die Nahrungsaufnahme und -verarbeitung beeinträchtigen und den Energieverbrauch verändern. Langfristig können diese externen Einflüsse sogar zu Stoffwechselstörungen und Gesundheitsproblemen führen.

Die genetische Veranlagung hat auch einen Einfluss auf die Gewichtskontrolle. So haben manche Frauen naturbedingt eine höhere Stoffwechselrate, was bedeutet, dass sie schneller Fett verbrennen können und somit leichter abnehmen beziehungsweise ihr Gewicht halten als andere Frauen, denen das Abnehmen etwas schwererfällt.

Neuere Untersuchungen zeigen auch, dass das *Mikrobiom* mit dem Stoffwechsel zusammenhängt. Auf der einen Seite ist die Darmflora an der Aufnahme von Mikronährstoffen beteiligt, auf der anderen Seite bauen Bakterien unverdauliche Nahrungsbestandteile ab und bilden sogenannte kurzkettige Fettsäuren. Diese stellen Energie zur Verfügung und wirken sich auch über andere Wege günstig auf den Stoffwechsel aus.

SCHON GEWUSST?

Früher war es überlebenswichtig, mit wenig Nahrung auszukommen und trotzdem genügend Energie zu haben. Bei »Ötzi« konnte man mit neuen Methoden die Darmflora analysieren und feststellen, dass er aufgrund der Verteilung der Bakterien in der Lage war, aus wenig Nahrung viel Energie zu gewinnen.

Warum ist das Thema Gewichtskontrolle so wichtig?

Frauen mit Unter- oder Übergewicht haben nicht nur eine verminderte Lebensqualität, sondern auch ein erhöhtes Risiko für verschiedene Gesundheitsprobleme. Dazu gehören Osteoporose, Menstruationsbeschwerden, Immunschwäche und sogar Herz-Kreislauf-Erkrankungen. Ein ausgeglichenes Gewicht ist daher für die Erhaltung einer optimalen Gesundheit und Lebensqualität von entscheidender Bedeutung. Einem gesunden Körpergewicht liegt ein ausgewogenes Verhältnis zwischen Ernährung, Bewegung und psychischem Wohlbefinden zugrunde. Um dieses Gleichgewicht zu erreichen und zu erhalten, sollten einige Aspekte beachtet werden:

Wenn wir während einer Diät zu wenig Eiweiß zu uns nehmen, verbrennt der Körper die Muskeln, um an die notwendigen Nährstoffe zu kommen. Auf der Waage sieht das zunächst gut aus, denn Muskeln sind schwerer als Fett. Nach einigen Wochen kommt es jedoch immer wieder zu einem Stillstand in der Gewichtsabnahme, und nach Ende der Diät stellt sich der

Vergleich von Ernährungsformen und der Energiegewinnung ohne hohe Kohlenhydratzufuhr	
Ernährungsform	**Beschreibung**
Low Carb	Es werden 20 bis 30 % Kohlenhydrate täglich zu sich genommen, der Fokus der Ernährung liegt auf hochwertigem Eiweiß und gesunden Fetten. Dadurch soll der Körper das Fett anstelle von Kohlenhydraten zur Energiegewinnung nehmen.
Keto	Es handelt sich um eine extreme Form der Low-Carb-Ernährungsform: Die Kohlenhydratzufuhr darf 10 % nicht übersteigen und der Fokus der Ernährung liegt auf einem hohen Fettanteil (70 bis 80 %). Der Körper soll so in den Zustand der Ketose kommen und Energie gewinnen.
Low Fat	Der Fettanteil wird hier erheblich reduziert, oft auf unter 30 %. Der Fokus dieser Ernährung liegt auf der Reduzierung von Herz-Kreislauf-Erkrankungen.
Intermittierendes Fasten	Beim Intermittierenden Fasten geht es darum, nicht zwingend weniger zu essen, sondern die Mahlzeit(en) auf eine bestimmte Tageszeit zu begrenzen. Beliebt ist zum Beispiel das 16/8-Fasten. Dabei wird 16 Stunden am Tag gefastet und in einem 8-Stunden-Fenster gegessen.
Weight-Watchers	Weight Watchers verwendet ein Punktesystem: Das Ziel ist eine ausgewogene Ernährung mit mehr gesunden Optionen, auch mit Kohlenhydraten.
Paleo	Bei einer Paleo-Ernährung sind verarbeitete Lebensmittel wie Zucker und Milchprodukte verboten. Stattdessen werden pflanzliche Lebensmittel und Fleisch sowie Fisch gegessen. Der Ausschluss von Getreide und verarbeiteten Lebensmitteln mit hohem Kohlenhydratgehalt kann zu einer geringeren Kohlenhydrataufnahme führen.

Jo-Jo-Effekt ein. Daher wird in der medizinischen Leitlinie zu Adipositas sogar der Verzehr von Eiweißshakes als Mahlzeitenersatz empfohlen, um die Muskulatur während der Diät zu erhalten.[10]

Während des Schlafs verbraucht der Körper zwar weniger Energie als im Wachzustand, wichtige Stoffwechselprozesse zur Regeneration wie die Fettverbrennung laufen jedoch weiter. Vor allem während des REM-Schlafs ist der Körper in der Lage, vermehrt Fett als Energiequelle zu nutzen. Der Schlaf beeinflusst auch verschiedene Hormone. Dazu gehören Ghrelin und Leptin, die den Appetit und das Hungergefühl sowie das Stresshormon Cortisol regulieren. Darüber hinaus ist natürlich auch der Mikronährstoffhaushalt von Bedeutung.

Mikronährstoffe sind wichtig für die Gewichtsreduktion, da sie den Stoffwechsel und die Fettverbrennung beeinflussen können:

- B-Vitamine, Magnesium und Eisen sind entscheidend für den Energiestoffwechsel, da sie die Umwandlung von Nahrung in Energie beschleunigen. Ein Mangel an diesen Nährstoffen kann zu Müdigkeit und einem verlangsamten Stoffwechsel führen.
- Mikronährstoffe wie Chrom und Magnesium sind bei der Regulierung des Blutzuckerspiegels beteiligt. Ein stabiler Blutzuckerspiegel kann zu weniger Heißhungerattacken und einer kontrollierten Nahrungsaufnahme beitragen.[11]
- Vitamin D und Omega-3-Fettsäuren beeinflussen Hormone, die Appetit und Stoffwechsel regulieren. Ein ausreichender Vitamin-D-Spiegel kann beispielsweise das Sättigungsgefühl verbessern und den Fettabbau unterstützen.
- Antioxidantien wie Vitamin C, Vitamin E und bestimmte Spurenelemente helfen, Zellschäden zu reparieren und Entzündungen zu reduzieren.

Zur Unterstützung des Stoffwechsels kann eine Reihe weiterer Nährstoffe eingesetzt werden. Dazu gehören Chili, grüner Tee, Bitterstoffe und Ingwer, die sowohl über die Nahrung als auch in Form von Konzentraten zugeführt werden können.

TIPP

Bitterstoffe regulieren den Appetit. Wenn Sie Heißhunger auf Süßes haben, können Sie zwei bis drei Tropfen Bitterstoffe einnehmen, um den Heißhunger zu reduzieren.

Ballaststoffe spielen auch eine wichtige Rolle bei der Gewichtskontrolle: Sie fördern das Sättigungsgefühl, verbessern die Verdauung und können Heißhungerattacken vorbeugen. Ein Beispiel ist das *Glucomannan* aus der Konjakwurzel, das zusätzlich das schlechte Cholesterin (LDL für *Low Density Lipoprotein*) senkt. Ein Gramm vor jeder Mahlzeit wird empfohlen.

SCHON GEWUSST?

Durch einen Mangel an Mikronährstoffen kann es zu einem vermehrten Hungergefühl kommen. Daraus resultieren häufig Heißhungerattacken auf ungesunde Lebensmittel wie Kohlenhydrate, Süßigkeiten, salzige Speisen und Fett. Deshalb ist es wichtig, eine Grundversorgung mit einem Multivitaminpräparat sicherzustellen.

Die abschließende Tabelle ist eine Zusammenstellung konkreter Empfehlungen für die Regulierung des Gewichts. Es ist jedoch wichtig zu beachten, dass keine Wunder versprochen werden können. Das Wichtigste ist, dass Sie sich Zeit nehmen und realistische Ziele verfolgen. Ihr Vorhaben sollte immer machbar sein.

Auswahl wichtiger Mikronährstoffe bei Stoffwechselprozessen		
Mikro-nährstoff	**Funktion**	**Dosierung pro Tag**
B-Vitamine	B-Vitamine wie B_1, B_2, B_3, B_6 und B_{12} sind entscheidend für den Energiestoffwechsel. Sie unterstützen die Umwandlung von Nahrung in Energie und tragen zur Funktion von Enzymen bei.	als Komplex
Vitamin D	Vitamin D spielt eine Rolle bei der Insulinsensitivität und kann den Fettstoffwechsel beeinflussen.	2000 IE
Magnesium	Magnesium ist an über 300 enzymatischen Reaktionen beteiligt, einschließlich der Energieproduktion. Es kann auch den Blutzuckerspiegel regulieren.	150 mg (individuell auch mehr)
Zink	Zink ist an der Funktion von über 300 Enzymen beteiligt, darunter solche, die für den Abbau von Kohlenhydraten, Fetten und Proteinen mitverantwortlich sind.	10 bis 15 mg
Vitamin C	Vitamin C unterstützt die Bildung von L-Carnitin, einem Molekül, das eine Schlüsselrolle im Fettstoffwechsel spielt.	500 bis 1000 mg
Kalzium	Eine ausreichende Kalziumzufuhr kann den Fettstoffwechsel fördern und die Fettverbrennung während einer Diät unterstützen.	500 bis 1000 mg
Omega-3-Fettsäuren	Diese essenziellen Fettsäuren können den Stoffwechsel ankurbeln und die Fettverbrennung steigern.	1500 bis 2000 mg

Basische Ernährung

Haben Sie sich auch schon mal Gedanken darüber gemacht, was es mit dem Säure-Basen-Haushalt auf sich hat? Fühlen Sie sich müde, haben Sie schwere Beine oder Kopfschmerzen und ist Ihr Gewebe schwach? Das könnte mit einer Übersäuerung zu tun haben.

Säuren und Basen spielen eine wichtige Rolle für unser Wohlbefinden. Sie beeinflussen das Milieu in unserem Gewebe, in unseren Organen, im Darm und sogar um den Magen herum. Wenn unser Milieu zu sauer ist, ist der pH-Wert niedrig. Über 7,5 bezeichnet man den pH-Wert als basisch.[12] Messen Sie Ihren pH-Wert im Urin mit einfachen Teststreifen. So erhalten Sie einen ersten Eindruck, ob Sie übersäuert sind oder ausreichend Basen zu sich nehmen.

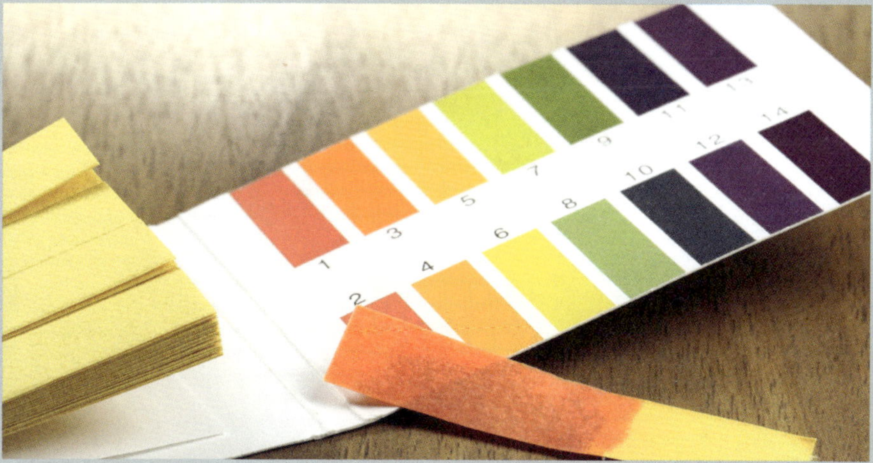

Teststreifen im Einsatz: Messung des Säure-Basen-Haushalts im Urin für die Gesundheitsüberwachung

Eine Übersäuerung unseres Gewebes und der Lymphe kann dazu führen, dass sich Schlacken bilden. Dadurch werden die Aufnahme und der Transport von Nährstoffen beeinträchtigt. Typische Symptome sind Müdigkeit, Kopfschmerzen, Muskelschmerzen oder Atembeschwerden. Der Körper versucht, die überschüssigen Säuren abzuatmen. Aus Sicht der Naturheilkunde ist eine Übersäuerung für viele chronische Erkrankungen und für viele Alterserscheinungen verantwortlich.[13]

Es gibt zwei Arten von Übersäuerung: die allgemeine Übersäuerung des Organismus und die Übersäuerung des Magens. Bei der allgemeinen Übersäuerung ist der pH-Wert von Lymphe und Bindegewebe zu niedrig. Bei der Übersäuerung des Magens ist zu viel Magensäure vorhanden. Eine basische Ernährung kann bei beiden Arten von Übersäuerung Linderung bringen.

Die basische Ernährung beugt auf natürliche Weise einer Übersäuerung vor. Sie hilft auch bei einer bereits bestehenden Übersäuerung, diese wieder abzubauen, sorgt also für einen ausgeglichenen Säure-Basen-Haushalt und damit automatisch für mehr Wohlbefinden und ein gesundes Körpergewicht.

Zu den basischen Lebensmitteln zählen zum Beispiel Gemüse, Früchte, Kartoffeln oder Sesam und gute Öle. Sie werden deshalb als basisch eingestuft, weil sie über einen hohen Gehalt an basisch wirkenden Mineralien und Spurenelementen wie Kalium, Kalzium, Magnesium und Eisen verfügen. Außerdem enthalten sie nur wenig säurebildende Aminosäuren, zum Beispiel L-Methionin und L-Cystein. Und sie liefern noch etwas ganz Besonderes: Bitterstoffe, die im Organismus die körpereigene Bildung von Basen anregen.

Gleichzeitig wird zum Erreichen eines ausgewogenen Säure-Basen-Haushalts empfohlen, auf Lebensmittel zu verzichten, die viel Säure bilden. Dazu gehören Fleisch, Milchprodukte, viele Getreidesorten und Soja.

Wenn der Körper zu viele saure Aminosäuren abbauen muss, beispielsweise durch zu viel Fleisch, Fisch, Eier, aber auch durch Paranüsse oder Soja, entsteht Schwefelsäure. Das kann auf Dauer schaden. Und führt zu übel riechenden Blähungen. Und säurebildende Lebensmittel enthalten oft viel Phosphor, Schwefel, Chlor oder Fluorid.

Eine basenüberschüssige Ernährung als Kompromiss ist oft der Schlüssel zum Erfolg. Neben Obst und Gemüse dürfen hierbei auch Nüsse, Hülsenfrüchte, Quinoa, Amaranth oder Buchweizen eingesetzt werden. Zusätzlich zur basischen Ernährung hilft Bewegung, Säuren abzuatmen, und basische Mineralstoffe wie Kalium, Kalzium und Magnesium tragen dazu bei, den Säure-Basen-Haushalt zu regulieren. Dabei verbessern sie die Verdauung, unterstützen eine Gewichtsabnahme, sorgen für mehr Energie und Vitalität und können chronischen Erkrankungen vorbeugen. In der folgenden Tabelle finden Sie konkrete Empfehlungen für basische Mineralstoffe.

Mikronährstoffe für einen guten Säure-Basen-Haushalt	
Mikronährstoff	**Dosierung pro Tag**
Kalziumzitrat	250 mg
Magnesiumzitrat	125 mg
Zinkzitrat	15 mg
Kaliumzitrat	300 mg

Bewegung als Schlüssel zur Frauengesundheit

Körperliche Aktivität wirkt sich positiv auf die Gesundheit von Frauen aus. Sie senkt das Risiko für Krebs und Herzerkrankungen, baut Muskeln und Knochen auf und verbessert den Stoffwechsel. Außerdem hilft Bewegung dabei, die psychische Gesundheit zu stärken. Bewegung verbraucht aber auch Energie und damit Nährstoffe. Auf was Sie zu achten haben, erfahren Sie in diesem Abschnitt.

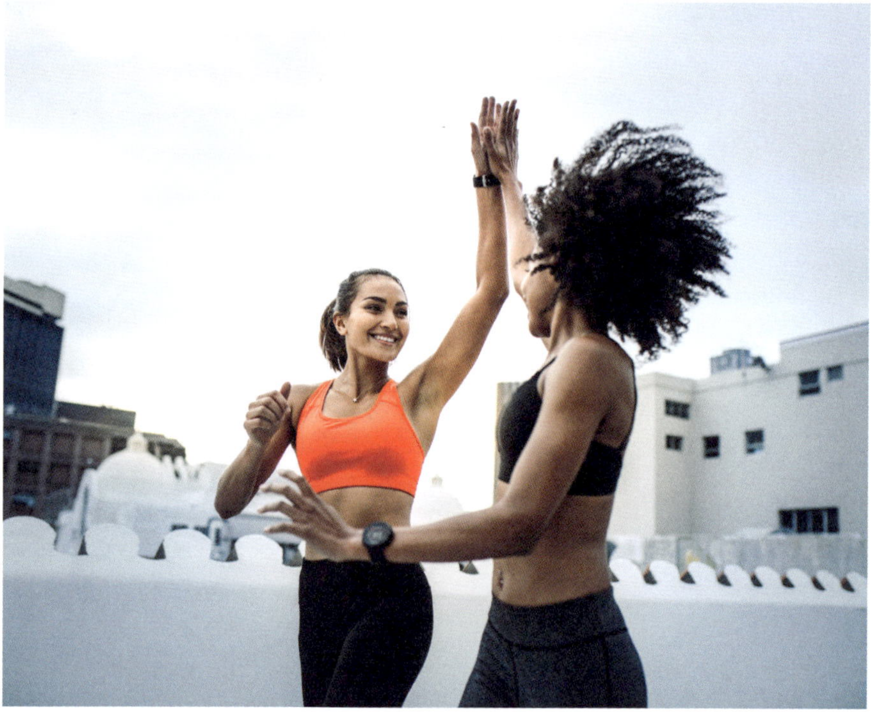

Bewegung, besonders in Gesellschaft, stärkt Körper und Seele.

Körperliche Aktivität bedeutet jede Art von Bewegung, die die Muskulatur beansprucht und den Energieverbrauch erhöht. Es gibt zwei Arten von Bewegung: die alltäglichen Aktivitäten wie Haus- oder Gartenarbeit und die aktive Mobilität wie zügiges Gehen, Radfahren, Tanzen und alle anderen Sportarten.

SCHON GEWUSST?

Es ist mittlerweile zwar allgemein bekannt und keine brandneue Information mehr, aber man kann es eigentlich gar nicht oft genug sagen: Bewegungsmangel macht uns krank. Viel Sitzen steigert das Risiko für Herz-Kreislauf-Erkrankungen, Diabetes Typ 2 und Krebs signifikant. »Sitzen ist das neue Rauchen.«

Körperliche Aktivität ist auch bei Typ-2-Diabetes zur besseren Kontrolle des Blutzuckerspiegels und zur Senkung des Risikos für bestimmte Krebsarten wie Brust- und Darmkrebs von entscheidender Bedeutung. Das Immunsystem profitiert ebenfalls davon, die Anfälligkeit für Infektionen wird reduziert. Bei sehr intensivem Sport allerdings ist die Infektionsgefahr eher höher.[14]

Regelmäßige Bewegung ist auch ein entscheidender Faktor bei der Gewichtskontrolle. Es ist jedoch wichtig, dass Art und Intensität der Aktivität auf den individuellen Gesundheitszustand abgestimmt sind.

Es ist wissenschaftlich erwiesen, dass mäßig anstrengende Ausdaueraktivitäten wie zügiges Gehen oder Radfahren von mindestens zweieinhalb bis zu fünf Stunden pro Woche die Gesundheit fördern. Zusätzlich sollten Frauen an mindestens zwei Tagen in der Woche Aktivitäten zur Muskelerhaltung und -kräftigung wie Yoga oder Krafttraining betreiben und langes Sitzen vermeiden. Unser Sterberisiko ist also stark abhängig von unserem Lifestyle. Vor allem Bewegungsmangel kann uns viele wertvolle Lebensjahre kosten!

KAPITEL 3

MIKRONÄHRSTOFFE UND FRAUENSPEZIFISCHE BESCHWERDEN

In diesem Kapitel schauen wir uns an, wie wichtig Mikronährstoffe für frauenspezifische Beschwerden sind. Diese Gesundheitsprobleme treten nur oder häufiger bei Frauen auf oder äußern sich bei Frauen anders als bei Männern. Unterschiede resultieren aus biologischen, genetischen und hormonellen Faktoren sowie aus sozialen Rollen und Belastungen. Mikronährstoffe können sich auf jede Funktion im Körper einer Frau auswirken. Auf einige dieser Gesundheitsprobleme gehen wir etwas genauer ein.

Hormonelles Gleichgewicht

Der weibliche Hormonhaushalt ist komplex und beeinflusst nicht nur die körperliche Gesundheit, sondern auch das seelische Wohlbefinden. Die wichtigsten Hormone sind die weiblichen Geschlechts-, die Schilddrüsen- und die Stresshormone, die alle durch eine übergeordnete Regulation miteinander verbunden sind. Kommt es zu Störungen im Hormonhaushalt, kann frau mit Mikronährstoffen zum Beispiel dem Prämenstruellen Syndrom (PMS), Wechseljahresbeschwerden oder einer *Hashimoto-Thyreoiditis* entgegenwirken.

Nährstoffe bei Menstruationsstörungen und PMS

Der Menstruationszyklus ist ein regelmäßiger biologischer Vorgang im Körper der Frau. Er zeigt die fruchtbaren Phasen in ihrem Leben an. Der weibliche Zyklus beginnt in der Pubertät und endet mit den Wechseljahren. Unser Menstruationszyklus dauert durchschnittlich 28 Tage. Er kann aber zwischen 23 und 35 Tagen schwanken. Das ist völlig normal.

Zyklusstörungen können die Häufigkeit, Stärke und Dauer der Periodenblutung beeinflussen. Dies äußert sich typischerweise in Schmierblutungen, unregelmäßigen oder starken Blutungen *(Hypermenorrhoe)* oder einem Ausbleiben der Regelblutung *(Amenorrhoe)*. Frauen leiden häufig unter krampfartigen Schmerzen während der Periode *(Dysmenorrhoe)*, was den Alltag enorm beeinträchtigen kann. Zyklusstörungen und Regelbeschwerden werden meist durch genetische Faktoren oder ein hormonelles Ungleichgewicht verursacht.[1]

Ein Mangel an Progesteron und ein Überschuss an Östrogen, die sogenannte Östrogendominanz, wie sie häufig in den Jahren vor Beginn der Wechseljahre auftritt, kann beispielsweise zu solchen Zyklusstörungen führen. Aber auch Müdigkeit, Gewichtszunahme, Wassereinlagerungen oder Schlafstörungen können Symptome sein.[2]

ZYKLUSSTÖRUNGEN UND MENSTRUATIONSBESCHWERDEN

Hinter Zyklusstörungen oder Menstruationsbeschwerden können auch andere Erkrankungen wie *Myome, Endometriose* oder das *Polyzystische Ovarialsyndrom* (kurz POC) stecken. Insbesondere wenn die Beschwerden plötzlich auftreten oder sich im Laufe der Zeit verstärken oder verändern, sollten sie immer ärztlich abgeklärt werden.

Unregelmäßige Zyklen oder das Ausbleiben der Regelblutung können aber auch die Folge von starker psychischer Belastung, Stress, Stoffwechselerkrankungen oder Mangelernährung sein. Junge Leistungssportlerinnen leiden häufig unter Amenorrhoe, ebenso Mädchen oder junge Frauen mit Essstörungen. Auch Medikamente oder Autoimmunerkrankungen wie beispielsweise Hashimoto können Auswirkungen auf den weiblichen Hormonhaushalt haben.

PMS – Prämenstruelles Syndrom

Vielleicht kennen Sie das auch: An den »Tagen vor den Tagen« haben Sie mit Bauchweh oder Verdauungsbeschwerden, Kopfschmerzen, emotionaler Unausgeglichenheit bis hin zu Traurigkeit, Gereiztheit, Blähungen, allgemeinem Unwohlsein und Heißhungerattacken zu kämpfen; der medizinische Fachbegriff für dieses Phänomen lautet Prämenstruelles Syndrom (PMS). Rund 20 bis 30 Prozent aller gebärfähigen Frauen leiden darunter.[3] Bei den meisten Frauen sind die PMS-Beschwerden nicht sehr ausgeprägt und sie gehen mehr oder weniger gelassen damit um. Einige Frauen sind jedoch so stark beeinträchtigt, dass sie in dieser Zeit nicht in der Lage sind, ihren normalen täglichen Aktivitäten nachzugehen. Zur Linderung der Beschwerden können verschiedene Behandlungen und Maßnahmen beitragen. Dazu gehören Entspannung, Bewegung und eine Ernährung, die reich an Mikronährstoffen ist.

PMS-Symptome: Körperliche und psychische Beschwerden vor der Periode	
Körperliche Beschwerden	**Psychische Beschwerden**
• Kopfschmerzen • Appetitlosigkeit oder Heißhunger • Hautunreinheiten • empfindliche Brüste • Bauch-/Rückenschmerzen • Gewichtsschwankungen	• Stimmungsschwankungen • depressive Verstimmung • Antriebslosigkeit • Reizbarkeit • Konzentrationsstörungen • Schlafstörungen

SCHON GEWUSST?

PMS tritt häufig bei Frauen mit Vitamin-D-Mangel auf. Lassen Sie daher unbedingt regelmäßig Ihren Vitamin-D-Spiegel messen![4]

Welche Mikronährstoffe und Pflanzenstoffe können helfen?

Die schulmedizinische Behandlung beschränkt sich meist auf medikamentöse oder hormonelle Therapien. Viele Frauen wünschen sich jedoch eine natürliche Alternative zu chemischen Schmerzmitteln oder künstlichen Hormonen. Die traditionelle Anwendung von Heilkräutern und Heilpflanzen *(Phytotherapie)* hat den großen Vorteil, dass sie meist deutlich nebenwirkungsärmer ist als die moderne Schulmedizin: Mönchspfeffer *(Agnus castus)* wird häufig eingesetzt, um den Menstruationszyklus zu regulieren und Menstruationsbeschwerden zu lindern. Er hilft beim Ausgleich des Hormonhaushalts und bei Beschwerden wie Reizbarkeit, Stimmungsschwankungen, Kopfschmerzen und Spannungsgefühlen in der Brust.[5] Vor allem bei Krämpfen und Beschwerden des Prämenstruellen Syndroms werden auch *Cimicifuga* (Traubensilberkerze), Yamswurzel oder Schafgarbe verabreicht.[6]

Schauen wir uns andere Mikronährstoffe im Detail an:

Magnesium hat eine entspannende Wirkung auf die Muskulatur und kann so krampfartige Schmerzen lindern. Eine Behandlung mit Magnesium lohnt sich besonders bei PMS-Beschwerden oder generell bei Schmerzen während der Menstruation. Beginnen Sie mit 150 bis 300 Milligramm pro Tag.

Selen fördert die Bildung des Sexualhormons Progesteron, wirkt antioxidativ und hilft vor allem bei PMS, Eierstockzysten und Schilddrüsenproblemen. Lassen Sie Ihren Blutspiegel messen: Ziel sollten 140 Milligramm pro Deziliter sein. In der Regel werden 50 bis 200 Mikrogramm Selen benötigt.

B-Vitamine, insbesondere die Vitamine B_1, B_6 und B_{12}, regulieren die Hormontätigkeit und die Produktion von Stresshormonen und des Glückshormons Serotonin. Vitamin B_6 lindert PMS-Beschwerden, verbessert unreine Haut und stärkt die Haare. Bei Einnahme der Pille ist der Bedarf erhöht.

SCHON GEWUSST?

Ein unerfüllter Kinderwunsch kann die Folge eines Mangels an Mikronährstoffen sein. Es lohnt sich daher, nach Mangelzuständen zu suchen und diese auszugleichen. Wichtig sind in diesem Zusammenhang vor allem: Vitamin C, B-Vitamine, Vitamin D, Vitamin E, Eisen, Coenzym Q10, Zink, Kalzium.[7]

Zink ist auch wichtig für unseren Hormonhaushalt. Eine ausreichende Versorgung mit Zink steht in direktem Zusammenhang mit der Bildung von Östrogen, Progesteron, Testosteron, den Hormonen der Schilddrüse und den Wachstumshormonen. Für den Zyklus und die Fruchtbarkeit kann ein Zinkmangel daher weitreichende Folgen haben. Darüber hinaus kann eine gute Versorgung mit Zink zur Linderung der Beschwerden des Prämenstruellen Syndroms beitragen.

Omega-3-Fettsäuren spielen eine wichtige Rolle bei der Bildung von Sexualhormonen. Die gesundheitlichen Vorteile für den weiblichen Zyklus sind vielfältig. Omega-3-Fettsäuren regulieren den Hormonhaushalt, lindern PMS-Symptome und Menstruationsbeschwerden. Auch Nachtkerzenöl reguliert den Hormonhaushalt und kann PMS-Symptome lindern. Pro Tag sollten 1500 Milligramm hochwertiges Omega-3-Öl oder 500 bis 1500 Milligramm Nachtkerzenöl eingenommen werden.

Die Passionsblume (vor allem *Passiflora incarnata*) hat eine beruhigende und angstlösende Wirkung. Sie eignet sich daher besonders bei Unruhezuständen, Einschlaf- und Durchschlafstörungen.

Die Aminosäure L-Tryptophan ist die Vorstufe unseres Glückshormons Serotonin. Bei einem Mangel kommt es häufig zu Stimmungsschwankungen oder depressiver Stimmung. Vor allem aber ist die Schmerzempfindlichkeit bei einem Serotoninmangel erheblich erhöht. L-Tryptophan wird am besten in Kombination mit Magnesium und Vitamin B_6 empfohlen. Beachten Sie, dass bei Einnahme von Antidepressiva kein L-Tryptophan zugeführt werden darf!

Mikronährstoffe bei Endometriose

Die Endometriose ist eine Erkrankung der Gebärmutterschleimhaut. Dabei siedeln sich Zellen der Gebärmutterschleimhaut an anderen Stellen des Körpers an, zum Beispiel an den Eierstöcken, in der Bauchhöhle oder im Darm. Während der Regelblutung kommt es an diesen Stellen zu Blutungen, die starke Schmerzen verursachen.[8] Die Schmerzen können ausstrahlen und zu Unterleibs- und Rückenschmerzen führen. Zur Entstehung der Endometriose gibt es verschiedene Theorien: Hormonungleichgewicht, Entzündung, oxidativer Stress und vermehrte Gefäßbildung. Die Therapie mit Mikronährstoffen zielt darauf ab, Entzündungen und oxidativen Stress zu reduzieren. Dazu gehören Vitamin A und C, Vitamin D,

Omega-3-Fettsäuren, Curcumin und Melatonin. Melatonin ist eigentlich das Schlafhormon. Aber auch bei Endometriose scheint Melatonin unterstützend zu wirken.[9]

Mikronährstoffe in den Wechseljahren

Die Wechseljahre sind ein wichtiger Abschnitt im Leben einer Frau: die zweite hormonelle Umstellung nach dem hormonellen Chaos der Pubertät. Die Veränderungen, die Frauen in dieser Zeit durchlaufen, gehen weit über das rein Körperliche hinaus. Es ist ein ganzheitlicher Übergang, der die körperlichen, psychischen und spirituellen Aspekte des weiblichen Lebens umfasst und die Gelegenheit bietet, sich mit Veränderungen auseinanderzusetzen, zu wachsen und sich neu zu definieren. Es lässt sich jedoch nicht abstreiten, dass dies auch mit gewissen Herausforderungen verbunden ist. Der Körper, den man nun schon so lange kennt, hat plötzlich andere Bedürfnisse.

Mit dem Nachlassen der Östrogenbildung beginnen offiziell die Wechseljahre. Viele Frauen erleben aber schon vorher kleinere hormonelle Veränderungen. Oft beginnt das wilde Auf und Ab der Hormone schon mit Anfang 40, etwa drei bis zehn Jahre vor der letzten Regelblutung. Dann spricht man von der *Perimenopause* (aus dem Griechischen *peri* für »um [herum]«). Schlafstörungen, Verstimmung, Müdigkeit und Leistungsabfall sind erste Symptome. Häufig kommen Wassereinlagerungen, Gewichtszunahme, Veränderung der Fettverteilung, Schmerzen in Muskeln und Gelenken oder die Entwicklung von Bluthochdruck und Haarausfall hinzu. Was sind die Ursachen?

Es gibt zwei Hormone, die unseren Zyklus maßgeblich regulieren: das Hormon Östrogen und das Hormon Progesteron. Während der Östrogenspiegel bis zu den Wechseljahren hoch bleibt, sinkt der Progesteronspiegel schon früher. Die dadurch entstehende ungleiche Gewichtung wird Östrogendominanz genannt.

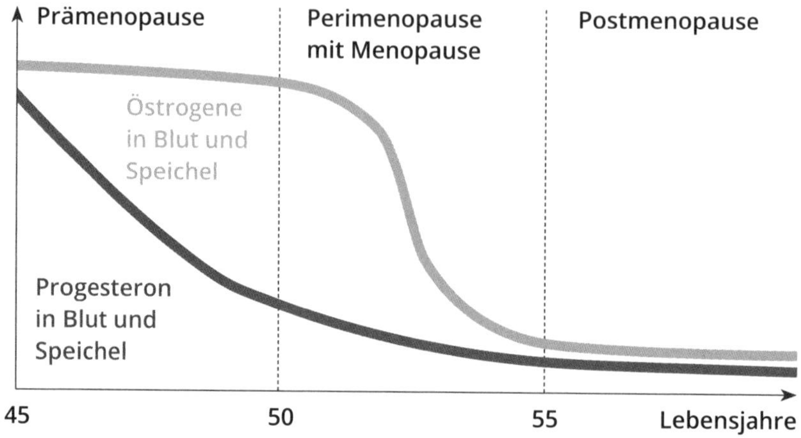

Die Grafik zeigt, wie sich der Hormonspiegel mit zunehmendem Alter verändert.

Innerhalb eines Zyklus sorgt Östrogen in der ersten Hälfte unter anderem für den Aufbau der Schleimhaut in der Gebärmutter. In der zweiten Zyklushälfte sorgt Progesteron dafür, dass sich die Schleimhaut nicht weiter aufbaut, bis sich eine befruchtete Eizelle einnistet. Progesteron hat aber noch viele weitere wichtige Aufgaben: Es unterstützt die Funktion der Schilddrüse, die Regulation der Körpertemperatur, die Entwässerung und die Entspannung. Typische Symptome eines Progesteronmangels sind beispielsweise Zyklusverkürzung, Zwischenblutungen, PMS, Stimmungsschwankungen, Wassereinlagerungen und Gewichtszunahme.

Ein bis zwei Jahre vor der letzten Regelblutung sinkt auch der Östrogenspiegel und es treten die typischen Wechseljahresbeschwerden auf:

- Hitzewallungen, Schweißausbrüche und Nachtschweiß
- trockene Schleimhäute
- erhöhte Anfälligkeit für Scheiden- und Blaseninfektionen
- Harninkontinenz

- *Brain Fog* (»Gehirnnebel«) mit Konzentrationsstörungen und Vergesslichkeit
- Stimmungsschwankungen
- Schwindel, Herzklopfen und Herzstolpern
- Energielosigkeit und Antriebslosigkeit
- physischer und/oder psychischer Stress

Die schulmedizinische Behandlung zielt auf Hormonersatz ab. Zur Vorbeugung von Osteoporose und Bluthochdruck leistet sie einen wichtigen Beitrag. Viele Frauen wollen oder dürfen jedoch keine Hormone einnehmen, zum Beispiel wegen eines erhöhten Thrombose- oder Brustkrebsrisikos oder nach einer Brustkrebserkrankung. In diesen Fällen bieten sich Mikronährstoffe und pflanzliche Substanzen an. Die Auswahl der Nahrungsergänzungsmittel muss individuell erfolgen, da bei jeder Frau andere Beschwerden im Vordergrund stehen.

Zur Zyklusregulierung zu Beginn der Hormonveränderungen setzt man gern ein Extrakt der Cimicifugawurzel (auch Traubensilberkerze genannt) ein. Dies kann Hitzewallungen, Schweißausbrüche oder Schlafstörungen reduzieren.

Isoflavone sind pflanzliche Östrogene, die einen Mangel teilweise ausgleichen können. Sie kommen zum Beispiel in Sojaprodukten, Hopfen oder der Wurzel des *Rhapontikrhabarbers* vor.

Die Yamswurzel *(Dioscorea)* gilt als Superfood. Sie ähnelt in ihrer Struktur dem Progesteron. Yamswurzel wird vor allem bei Östrogendominanz, aber auch bei Zyklusunregelmäßigkeiten, PMS, depressiven Verstimmungen oder Gewichtszunahme eingesetzt. Idealerweise kann die Yamswurzel auch in der Perimenopause zum Einsatz kommen.

SCHON GEWUSST?

Phytohormone sind pflanzeneigene Botenstoffe, die in ihrer Struktur unseren körpereigenen Hormonen ähneln. Unser Körper kann sie auch als solche nutzen. Frauen mit Brustkrebs sollten mit phytoöstrogenhaltigen Lebensmitteln und Nahrungsergänzungsmitteln allerdings vorsichtig sein.[10]

Auswahl an Mikronährstoff-Tipps in der Menopause	
Mikronährstoff	**Dosierung pro Tag**
Kalzium	500 mg
Folsäure	200 bis 400 µg
Omega-3-Fettsäuren	1000 bis 2000 mg
Rotklee-Isoflavone	40 mg
Salbei-Extrakt	50 bis 100 mg
Soja-Isoflavone	40 bis 90 mg
L-Tryptophan	500 bis 1000 mg (wichtig: keine Zufuhr bei Einnahme von Antidepressiva!)
Vitamin B_{12}	10 bis 15 µg
Vitamin B_6	2 bis 3 mg
Vitamin D	mindestens 2000 IE
Vitamin E	10 bis 20 mg
Yamswurzel-Extrakt *(Dioscorea)*	25 mg
Cimicifuga (Traubensilberkerze)	40 mg Wurzel-Extrakt

Zur Linderung von Hitzewallungen und Schwitzen werden Vitamin E, Salbei oder Leinsamen eingesetzt. Auch Omega-3-Fettsäuren können dabei helfen.

Das große Problem der Stimmungsschwankungen und Depression kann mit Mikronährstoffen unterstützt werden. Zur Umwandlung von der Aminosäure L-Tryptophan zu Serotonin ist eine gute Versorgung mit B-Vitaminen notwendig. Aber Achtung: Bei Einnahme von Antidepressiva ist die Einnahme von L-Tryptophan nicht erlaubt! Auch Omega-3-Fettsäuren können hier unterstützen. Sie wirken antientzündlich und lagern sich in die Nerven ein. Damit wirken sie wie Antidepressiva auf die Signalübertragung im Gehirn.

Mit dem Rückgang des Östrogens in den Wechseljahren ist eine ausreichende Versorgung mit Vitamin D und Kalzium wichtig. Das stärkt die Knochen und beugt Osteoporose vor.

Mikronährstoffe zur Unterstützung der Schilddrüsenfunktion

Schilddrüsenerkrankungen sind bei Frauen sehr verbreitet. Frauen sind etwa neunmal häufiger betroffen als Männer.[11] Vor allem Frauen ab einem Alter von 45 Jahren leiden häufig an der Autoimmunerkrankung Hashimoto-Thyreoiditis.

Die Hormone der Schilddrüse spielen eine wichtige Rolle in unserem Körper. Sie beeinflussen den Stoffwechsel und regulieren die Verwertung von Makronährstoffen, die Körpertemperatur, die Verdauung sowie die Konzentrations- und Leistungsfähigkeit. Außerdem stehen sie in engem Zusammenhang mit dem weiblichen Zyklus und unseren Sexualhormonen. Dies ist besonders für die Gesundheit der Frau von großer Bedeutung.

Die Schilddrüse produziert und gibt Hormone ab, nämlich *Thyroxin* (T4) und das aktive Hormon *Triiodthyronin* (T3). Gesteuert wird die Schilddrüse durch das Hormon TSH (*Thyreoidea* stimulierendes Hormon). Bei der

Blutentnahme wird der TSH-Wert gemessen, um eine Diagnose über die Funktion der Schilddrüse zu erhalten. Ein niedriger TSH-Wert deutet auf eine Überfunktion, ein hoher hingegen auf eine Unterfunktion der Schilddrüse hin.

Blutwert	Gemessener Wert	Normalbereich
TSH, Basalwert	10,85 mIU/l	0,22 bis 4,46

Typischer Wert für eine Schilddrüsenunterfunktion bei erhöhtem TSH-Spiegel

Jedes Labor gibt für alle im Blut gemessenen Werte bestimmte Grenzwerte an. Der TSH-Wert hat Grenzen zwischen 0,2 und 4,46. Der optimale Wert sollte jedoch zwischen 1 und 2,5 liegen.

Die Schilddrüse wird von der Hirnanhangdrüse *(Hypophyse)* reguliert, die nicht nur die Schilddrüse, sondern auch die Nebennieren und die Eierstöcke steuert. Kommt es in einer dieser Achsen zu einer Fehlfunktion (zum Beispiel bei Stress oder in den Wechseljahren), kann dies auch die Steuerung der Schilddrüse beeinträchtigen.

Wie wird unser Stoffwechsel reguliert?

Die Schilddrüse steuert den Stoffwechsel des Körpers und beeinflusst, wie schnell Nährstoffe in Energie umgewandelt werden. Eine Schilddrüsenunterfunktion *(Hypothyreose)* kann zu Müdigkeit, Leistungsschwäche, Gewichtszunahme, verlangsamter Herzfrequenz oder Zyklusstörungen führen. Auch bei Kinderwunsch oder in der Schwangerschaft ist die Funktion der Schilddrüse entscheidend. Ein Mangel an Schilddrüsenhormonen kann bei ungeborenen Kindern zu Entwicklungsstörungen führen. Eine frühzeitige Behandlung der Schilddrüsenunterfunktion mit Hormonen und Jod ist daher sehr wichtig.

Eine Schilddrüsenüberfunktion *(Hyperthyreose)* kann dahingegen zu Gewichtsverlust, Nervosität und beschleunigtem Herzschlag führen. Weitere Symptome sind in der Abbildung zu finden.

Schilddrüsenunterfunktion	Schilddrüsenüberfunktion
vergrößerte Schilddrüse	vergrößerte Schilddrüse
Müdigkeit, Gedächtnisschwäche, Depression	Nervosität, Gereiztheit, Schlaflosigkeit, Depression
Gewichtszunahme, Verstopfung	Gewichtsverlust, starkes Hungergefühl, Durchfall
verlangsamte Herzfrequenz, Schwächegefühl	erhöhte Herzfrequenz, Herzrhythmusstörungen, hoher Blutdruck
verringertes sexuelles Verlangen, Zyklusstörungen, verminderte Fruchtbarkeit bis hin zu Unfruchtbarkeit	Zyklusstörungen
trockene, raue Haut	warme, feuchte Haut; erhöhte Körpertemperatur
glanzloses, sprödes Haar; Haarausfall	brüchiges Haar; Haarausfall
Schmerzempfindlichkeit; Muskelkrämpfe	Muskelschwäche und -krämpfe
aufgedunsenes Gesicht, geschwollene Augen; raue, tiefe oder heisere Stimme	zitternde Hände, brüchige Fingernägel

TIPP

Durch Messung der Körpertemperatur kann eine Schilddrüsenunterfunktion festgestellt werden. Liegt diese morgens nach dem Aufwachen im Durchschnitt unter 36,6 Grad, arbeitet die Schilddrüse möglicherweise zu schwach, auch wenn der TSH-Wert im Normbereich liegt. Messen Sie die Körpertemperatur regelmäßig mit einem Glasthermometer, das Sie unter die Zunge halten.

Eine der Hauptursachen für eine Schilddrüsenunterfunktion ist die Autoimmunerkrankung Hashimoto-Thyreoiditis – meist nur Hashimoto genannt –, eine Entzündung der Schilddrüse, bei der sich das Schilddrüsengewebe mit der Zeit auflöst. Ursachen für die Entstehung einer Hashimoto-Thyreoiditis können genetische Veranlagung, Umwelteinflüsse, Jodmangel oder -überschuss, Stress und hormonelle Veränderungen sein. Aufgrund der hormonellen Veränderungen tritt Hashimoto vermehrt in der Pubertät und vor allem um die Wechseljahre herum auf. Herzrasen, Schlaflosigkeit, ständiges Frieren, Antriebslosigkeit, chronische Müdigkeit, Verstopfung, Depressionen und Angstzustände sind die häufigsten Symptome. Der TSH-Wert kann trotz Symptomen noch im Normalbereich sein. Bei einer Hashimoto-Diagnose lohnt es sich auch, an andere Erkrankungen zu denken, die die Entstehung und den Verlauf beeinflussen können, wie beispielsweise:[12]

- Darmstörungen mit Veränderungen der Darmflora und Darmschleimhaut
- stark glutenhaltige Nahrung
- Jod- und Vitamin-D-Mangel
- Infektionserkrankungen, zum Beispiel Pfeiffersches Drüsenfieber *(Epstein-Barr-Virus)*

Mikronährstoffe zur Stärkung der Schilddrüsenfunktion

Jod ist der wichtigste Mikronährstoff für die Schilddrüse. Er ist für die Bildung der Schilddrüsenhormone unentbehrlich. Ein dauerhafter Jodmangel führt zu einer Vergrößerung der Schilddrüse, dem sogenannten Kropf.[13]

TIPP

Bei Hashimoto-Thyreoiditis ist Vorsicht geboten, wenn es um die Einnahme von Jod geht. Ein Mangel sollte ausgeglichen werden, aber eine zu hohe Dosis kann zu Beschwerden führen. Deshalb ist es wichtig, dass Sie Ihren Jodspiegel messen lassen.

Für die Umwandlung von T4 zu T3 benötigen wir Selen und Eisen. Ein ausgeglichener Eisenspiegel ist wichtig für die Schilddrüsenfunktion und für die Jodaufnahme. Aber Achtung bei Einnahme von Eisen und Schilddrüsenmedikamenten: Es sollte ein Abstand von mindestens zwei Stunden dazwischen liegen. Selen ist außerdem eine der wichtigsten ursächlichen Therapien von Hashimoto, weil es antioxidativ wirkt und den Autoimmunprozess regulieren kann. Omega-3-Fettsäuren haben eine entzündungshemmende Wirkung und Vitamin D reguliert das überschießende Immunsystem.

Auswahl von Mikronährstoffen für die Schilddrüse	
Mikronährstoff	**Dosierung pro Tag**
Jod (nicht bei Hashimoto!)	100 bis 200 mg
Selen	100 µg (200 µg bei Hashimoto)
Omega-3-Fettsäuren	1500 mg (bei Hashimoto)
Vitamin D	2000 IE
Vitamin B_{12}	1000 µg
L-Tyrosin	1000 mg
Eisen	je nach individueller Versorgung
Zink	10 mg
Magnesium	mindestens 150 mg (individuell mehr)

B-Vitamine können Symptome wie Müdigkeit und Konzentrationsschwäche bessern. Die Aminosäure L-Tyrosin ist der Baustein der Schilddrüsenhormone. Deshalb ist bei allen Schilddrüsenerkrankungen eine ausreichende Zufuhr von Aminosäuren, vor allem von L-Tyrosin, wichtig zur Vorbeugung von Stimmungsschwankungen, rascher Ermüdbarkeit und Abgeschlagenheit.

Migräne

Migräne ist eine häufige neurologische Erkrankung. Weltweit sind Millionen von Menschen betroffen, alleine in Deutschland etwa 15 Prozent der Frauen, doppelt so viele wie Männer.[14] Hormonelle Unterschiede, genetische Faktoren und möglicherweise auch Umwelt- und Lebensstilfaktoren spielen dabei eine Rolle. Typisch sind einseitige, pochende Kopfschmerzen, die episodenartig auftreten. Oft gibt es Begleiterscheinungen wie Sehstörungen, Übelkeit oder Licht- und Geräuschempfindlichkeit, die sogenannte Aura.

Auslöser oder »Trigger« einer Migräne können vielfältig sein: Stress, Schlafentzug, Hunger, Nahrungsmittel oder Geräusche sind oft für Migräneanfälle verantwortlich. Aber auch Alkohol, Wetterveränderungen oder Hormonschwankungen können Auslöser sein.[15]

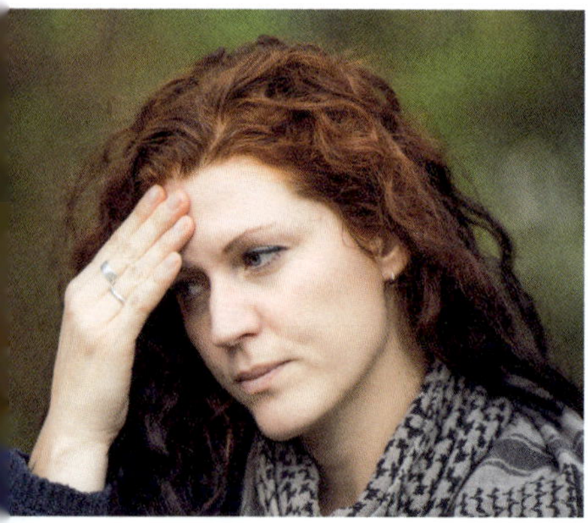

Einige Mikronährstoffe können bei der Vorbeugung oder der Therapie der Migräne helfen. In erster Linie gehört hierzu das Magnesium, das nachweislich einen Effekt bei der Prophylaxe von Migräne zeigt, aber auch Vitamin D, Eisen, Vitamin B_2, Coenzym Q10 und Omega-3-Fettsäuren konnten positive Effekte zeigen.[16, 17]

Migräne: mehr als nur Kopfschmerzen, ein Kampf gegen lähmende Schmerzen

Auch aus der Pflanzenwelt gibt es Nährstoffe, von denen man einen positiven Effekt auf die Kopfschmerzen erwarten kann. Hierzu gehören Ginkgo oder Ingwer.

Bei der Ernährung kommt es darauf an, stark histaminhaltige Lebensmittel zu vermeiden. Histamin spielt bei Migräne eine komplexe Rolle, da es an der Regulierung von Entzündungen und der Erweiterung von Blutgefäßen beteiligt ist. Zu den histaminhaltigen Lebensmitteln gehören Rotwein, reifer Käse, Schokolade oder Ketchup und Lebensmittel mit viel Glutamat.

Es wird vermutet, dass Serotonin eine Rolle bei der Entstehung von Migräne spielt. Untersuchungen zeigen, dass Veränderungen im Serotoninstoffwechsel mit Migräneattacken in Verbindung gebracht werden können. Serotonin ist ein Botenstoff, der im zentralen Nervensystem Reize von einer Zelle zur anderen überträgt. Er ist entscheidend an der Schmerzwahrnehmung beteiligt.

Auswahl von Mikronährstoffen zur Vorbeugung und Linderung von Migräne[18]	
Mikronährstoff	**Dosierung pro Tag**
Magnesium	bis zu 600 mg (Achtung: Durchfall bei hoher Dosierung möglich)
Vitamin B_2	200 mg
Coenzym Q10	150 mg
Omega-3-Fettsäuren	1500 mg
Vitamin D	2000 IE

Und noch ein wichtiger, oft unbeachteter Mechanismus kann eine Rolle spielen: die Verbindung vom Darm zum Gehirn, die sogenannte Darm-Hirn-Achse. Entscheidend für eine funktionierende Darm-Hirn-Achse sind die Darmflora und die Darmbarriere. Daher ist es entscheidend, durch eine ausgewogene Ernährung, regelmäßige Bewegung und gezielte Mikronährstoffzufuhr sowohl die Darmflora als auch die Darmbarriere zu stärken. Mehr dazu finden Sie ab Seite 145 unter dem Abschnitt »Mikronährstoffe für die Darmgesundheit«. Die Vorbeugung einer Migräne umfasst also ein gesamtes Konzept: Ernährung, Bewegung und Mikronährstoffe.

Insulinresistenz, Diabetes und Fettstoffwechselstörungen

Sie fühlen sich müde, kraftlos und schlapp? Nicht immer steckt dahinter nur Stress oder ein Mangel an Eisen oder Vitamin B_{12}, wie oft vermutet wird. Es können auch Anzeichen eines veränderten Zuckerstoffwechsels, einer Insulinresistenz oder eines *Diabetes mellitus* sein. Diese Stoffwechselstörungen führen dazu, dass die aufgenommene Energie nicht im Gehirn und in den Muskeln ankommt und man sich kraftlos und müde fühlt. Neben der richtigen Ernährung und ausreichender Bewegung spielen Mikronährstoffe bei der Insulinresistenz und bei Diabetes mellitus Typ 2 eine entscheidende Rolle. Sie helfen, den Blutzuckerspiegel zu regulieren, und sorgen dafür, dass der Stoffwechsel richtig funktioniert.

Was bedeutet Insulinresistenz?

Wie unterscheiden sich Insulinresistenz und Diabetes? Um diese Frage zu beantworten und um eine Insulinresistenz zu erklären, müssen wir zunächst etwas in unseren Zuckerstoffwechsel eintauchen.

Nach dem Essen steigt unser Blutzuckerspiegel zunächst an. Der Zucker wird in die Körperzellen aufgenommen und dort zu Energie umgewandelt. Um in die Zellen zu gelangen, braucht es als »Generalschlüssel« das Hormon Insulin, das in der Bauchspeicheldrüse produziert wird. Man kann sich das so vorstellen: Insulin sperrt die Zelltüren auf, damit der Zucker (die Glukose) hineingelangen und weiterverarbeitet werden kann. Gleichzeitig braucht das Insulin aber auch eine Art »Schloss«, an dem es andocken kann. Diese Schlösser heißen Rezeptoren. Sie werden von innen an die Zellwand gebracht, sobald der Blutzucker steigt. Auf diese Weise kann das Insulin dann die Zelle öffnen und die Glukose kann in das Innere der Zelle gelangen. In der folgenden Abbildung sind die einzelnen Schritte noch einmal anschaulich dargestellt.

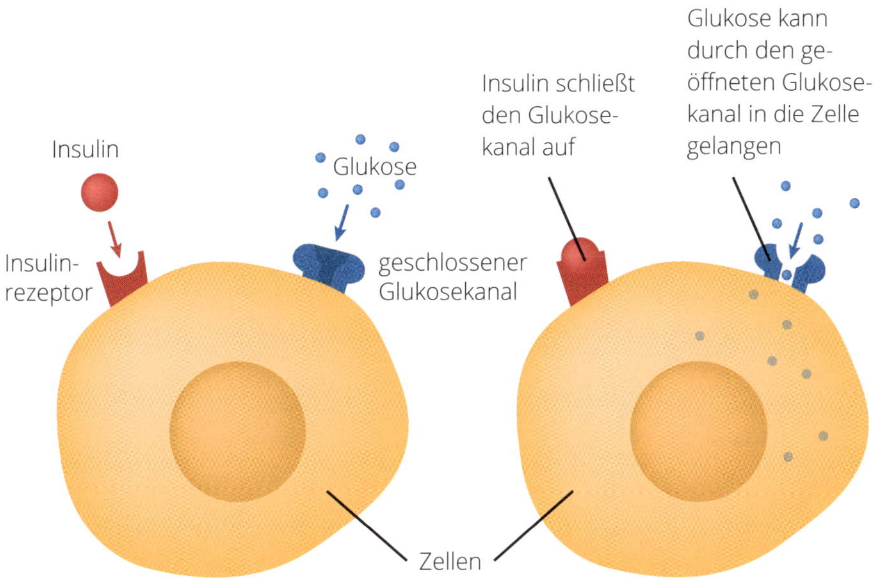

Insulin als Generalschlüssel dockt an den Rezeptoren an und öffnet dabei die Zuckerkanäle.

Die Höhe des Blutzuckerspiegels und damit der Insulinausschüttung, auch *Insulinantwort* genannt, hängt immer von der Art der aufgenommenen Nahrung ab. Besonders stark ist der Anstieg des Blutzuckerspiegels nach dem Verzehr sogenannter »schneller Kohlenhydrate«. Dazu gehören vor allem (reiner) Zucker, Süßigkeiten, Weißmehl (sowohl Weizen als auch Dinkel), aber auch Obst, insbesondere Fruchtsäfte. Ballaststoffe sorgen dagegen dafür, dass der Blutzuckerspiegel langsamer ansteigt.

Bei einer Insulinresistenz reagieren die Zellen nicht mehr so empfindlich auf Insulin. Das bedeutet, der Körper muss mehr Insulin produzieren, um den Blutzuckerspiegel zu kontrollieren. Dies kann mit der Zeit zu einem Anstieg des Blutzuckers führen, der als *Hyperglykämie* bezeichnet wird. Gleichzeitig ist aber auch der Insulinspiegel im Blut erhöht, was zu Heißhungerattacken, vor allem auf Kohlenhydrate, führt. Und das ist das Entscheidende: Der Zelle steht zu wenig Glukose zur Energiegewinnung zur Verfügung. Das signalisiert dem Gehirn: »Bitte essen, es ist zu wenig Zucker da!« Sie kennen das sicher, man fühlt sich unterzuckert und muss unbedingt etwas Süßes essen – doch meist ist genug Zucker im Blut vorhanden.

Insulinantwort der Bauchspeicheldrüse auf einzelne Nährstoffe[19]	
Empfindlichkeit der Bauchspeicheldrüse auf einen Nährstoffreiz	**Höhe der Insulinantwort**
Zucker	sehr hoch
Eiweiß	gering
Fett	gering

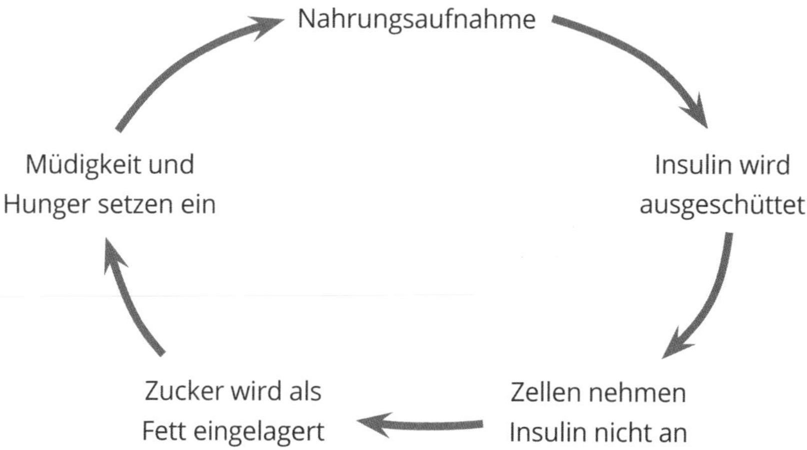

Das komplexe Zusammenspiel zwischen Insulin und Zellen im Glukosestoffwechsel kann zum Teufelskreis der Insulinresistenz führen.

Insulin ist aber auch ein »Masthormon«: Es sorgt dafür, dass überschüssige Energie als Fett gespeichert wird. Und das ist der Teufelskreis. Man hat ständig Hunger, isst zu viel, vor allem zu viele Kohlenhydrate, und nimmt immer mehr zu. Insulinresistenz geht also fast immer mit Übergewicht einher.

Die Ursachen der Insulinresistenz sind vielfältig und umfassen genetische Faktoren, Übergewicht, Bewegungsmangel und ungesunde Ernährung. Ein inaktiver Lebensstil und eine Ernährung, die reich an verarbeiteten Kohlenhydraten und ungesunden Fetten ist, können die Entwicklung einer Insulinresistenz und damit die Entstehung einer Fettleber aber auch eines Diabetes mellitus begünstigen.

Die Therapie der Insulinresistenz zielt darauf ab, den Körper wieder empfindlicher für Insulin zu machen und die Leber zu entlasten, oft durch eine Kombination aus Bewegung, gesunder Ernährung und gegebenenfalls medikamentöser Unterstützung zur Regulierung des Blutzuckerspiegels.

Ziel der Ernährungsumstellung ist es, den Blutzuckerspiegel stabil zu halten und die Insulinsensitivität zu verbessern. Dies kann durch eine kohlenhydratarme Ernährung mit einem Schwerpunkt auf komplexen Kohlenhydraten, ballaststoffreichen Lebensmitteln, gesunden Fetten und Eiweiß erreicht werden. Darüber hinaus kann der Verzicht auf zuckerhaltige Lebensmittel und stark verarbeitete Produkte dazu beitragen, Insulinspitzen zu reduzieren und die Insulinsensitivität zu verbessern.

Von der Insulinresistenz zum Diabetes mellitus

Diabetes mellitus Typ 2 ist eine chronische Stoffwechselerkrankung, bei der der Körper nicht mehr ausreichend auf das Hormon Insulin anspricht. Obwohl viel Insulin ausgeschüttet wird, bleibt der Blutzuckerspiegel erhöht. Zu Beginn der Erkrankung besteht also kein Insulinmangel, sondern ein Insulinüberschuss. Das Insulin kann jedoch nicht an den Zellen wirken, der Zucker verbleibt im Blut. Diabetes mellitus bedeutet so viel wie »süßer Durchfluss«. Er beschreibt den Zucker im Blut.

Der Übergang von der Insulinresistenz zu Diabetes mellitus ist fließend. Wichtig zu wissen: Durch regelmäßige Bewegung und eine Ernährungsumstellung kann der Stoffwechsel auch dann wieder normalisiert werden, wenn bereits ein Diabetes mellitus vorliegt. Es muss also kein böses Schicksal sein, an Diabetes mellitus Typ 2 erkrankt zu sein.

Ein erhöhter Blutzuckerspiegel kann zu einer Vielzahl von Gesundheitsproblemen führen, da er langfristig Blutgefäße und Nerven schädigen kann. Dies erhöht das Risiko für Herz-Kreislauf-Erkrankungen, Nierenerkrankungen, Sehstörungen und neuropathische Schmerzen. Erste Anzeichen sind häufig Durstgefühl, häufiges Wasserlassen, Müdigkeit, schlecht heilende Wunden an den Füßen und nachlassendes Sehvermögen.[20]

LANGZEITBLUTZUCKER

Der Langzeitblutzuckerwert *HbA1c* bezeichnet den Anteil des roten Blutfarbstoffs Hämoglobin in den roten Blutkörperchen, an den sich langfristig Zucker angelagert hat. Bei gesunden Menschen sind weniger als 5,7 Prozent des Hämoglobins »verzuckert«. Bei Diabetikern sind es 6,5 Prozent und mehr. Der Wert beschreibt, wie hoch der Blutzucker im Durchschnitt in den letzten drei Monaten war.

Behandlung und Versorgung mit Mikronährstoffen bei Insulinresistenz und Diabetes

Die Prävention und Behandlung der Insulinresistenz und des Diabetes beinhalten eine Kombination aus einer gesunden Ernährung, regelmäßiger körperlicher Aktivität und in einigen Fällen medikamentöser Therapie.

Grundsätzlich sollte die Ernährung ballaststoffreich sein, viel Salat und Gemüse und hochwertiges Eiweiß enthalten. Eine kohlenhydratarme Ernährung ist auf jeden Fall von Vorteil. Gesunde Fette wie Nüsse, Avocado oder Olivenöl sollten den Speiseplan ergänzen. Generell ist zunächst eine Gewichtsreduktion anzustreben, die durch eine Ernährungsumstellung erreicht werden kann.

Regelmäßige Bewegung ist sehr wichtig. Dazu gehört Ausdauertraining, also Gehen, Walken, Radfahren oder Schwimmen, aber vor allem auch Krafttraining, um die Muskulatur zu stärken. Yoga oder Pilates sind sanfte Übungen für den ganzen Körper.

Es ist wichtig zu betonen, dass eine rechtzeitige Erkennung und Behandlung dazu beitragen kann, die Entwicklung von Diabetes mellitus Typ 2 und anderen damit verbundenen Gesundheitsproblemen zu verzögern oder sogar zu verhindern. Mikronährstoffe spielen bei Diabetes eine entscheidende Rolle, da sie für viele Aspekte der Gesundheit wichtig sind.[21]

Einige Mikronährstoffe wie Chrom, Magnesium und Zink beeinflussen die Insulinempfindlichkeit und die Regulation des Blutzuckerspiegels. Ein Mangel dieser Nährstoffe kann zu Schwankungen führen. Diabetes kann Neuropathie verursachen, eine Nervenkrankheit, die Taubheit, Schmerzen und andere Probleme mit sich bringt. Mikronährstoffe, wie beispielsweise Vitamin B_{12} und Alpha-Liponsäure, können dazu beitragen, die Gesundheit der Nerven zu unterstützen und das Risiko neuropathischer Beschwerden zu verringern. Frauen (und Männer) mit Diabetes haben ein erhöhtes Risiko für Herz-Kreislauf-Erkrankungen. Omega-3-Fettsäuren, Magnesium und Antioxidantien können das Risiko senken. Sie wirken Entzündungen entgegen, regulieren den Blutdruck und unterstützen die Gesundheit der Blutgefäße. Bei Diabetikern ist auch die Wundheilung häufig beeinträchtigt. Dabei kommt es zu Entzündungen und Geschwüren. Mikronährstoffe wie Vitamin A, Vitamin C, Vitamin D und Zink sind wichtig für die Wundheilung und unterstützen gleichzeitig das Immunsystem.

FASTEN MIT PROTEINEN

In der Ernährungstherapie wird heute das sogenannte »proteinmodifizierte Fasten« empfohlen, also der Mahlzeitenersatz durch Eiweißshakes. Man kann dabei ein bis zwei Mahlzeiten durch einen hochwertigen Eiweißshake ersetzen.

Auswahl von Mikronährstoffen zur Unterstützung bei Insulinresistenz und Diabetes mellitus Typ 2		
Mikronährstoff	**Erklärung**	**Dosierung pro Tag**
B-Vitamine	wichtig für den Kohlenhydratstoffwechsel und zur Vorbeugung von Nervenschäden	B_1: 1 mg B_6: 1 bis 1,5 mg B_{12}: 2,5 µg Folsäure: 400 µg
Vitamin C	schützt die Gefäße	600 bis 1000 mg
Magnesium	spielt eine Rolle im Fettstoffwechsel, bei der Regulierung des Blutdrucks und auch bei der Ausschüttung von Insulin	200 mg (individuell mehr)
Zink	hat Einfluss auf die Freisetzung und Produktion von Insulin	15 mg
Chrom	unterstützt die Wirkung und Bereitstellung von Insulin in der Bauchspeicheldrüse	200 µg
Vitamin D	kann die Produktion und Freisetzung von Insulin in der Bauchspeicheldrüse verbessern und dessen Wirkung an den Muskeln erhöhen	2000 IE
Probiotika	können helfen, die Darmflora zu optimieren, und damit den Zuckerstoffwechsel positiv beeinflussen	mindestens 10 Milliarden KBE

Fettleber als Risikofaktor

Die Leber ist ein lebenswichtiges Organ, das eine Vielzahl von Funktionen in unserem Körper erfüllt. Dazu gehören neben der Verarbeitung von Nährstoffen und der Entgiftung auch die Produktion von Proteinen, die für verschiedene weitere Körperfunktionen wichtig sind. Auch Zucker wird von der Leber neu gebildet.

Eine Fettleber entsteht, wenn der normale Stoffwechselprozess der Leber gestört ist und die Leber viel mehr Fett ansammelt, als sie normalerweise verarbeiten kann. In der Folge entwickelt sich eine Insulinresistenz. In einer Ultraschalluntersuchung kann man schon Hinweise auf eine solche Verfettung bekommen.

Darüber hinaus ist die Fettleber mit einem hohen Risiko für Krebs, Herzschwäche und erhöhte Blutfettwerte verbunden. Die Fettleber wird in zwei Haupttypen eingeteilt:

- **Nicht-alkoholische Fettlebererkrankung** (NAFLD, *non alcoholic fatty liver disease*): Diese Form der Fettlebererkrankung tritt auf, wenn sich Fett in der Leber ansammelt, ohne dass Alkoholmissbrauch die Hauptursache dafür ist. Faktoren wie Übergewicht, Insulinresistenz, Diabetes und ein ungesunder Lebensstil mit Bewegungsmangel sind häufig die Ursache für eine NAFLD.
- **Alkoholische Fettlebererkrankung** (AFLD, *alcoholic fatty liver disease*): In diesem Fall führt übermäßiger Alkoholkonsum zu einer Fettansammlung in der Leber. Durch den vermehrt zugeführten Alkohol, der von der Leber verarbeitet werden muss, werden andere Abbauprozesse verlangsamt, sodass sich Fett leichter ansammeln kann. Es ist jedoch wichtig zu wissen, dass nicht jeder Mensch, der Alkohol trinkt, eine alkoholische Fettleber entwickelt, aber ein übermäßiger oder langfristiger Alkoholkonsum kann das Risiko signifikant erhöhen.[22]

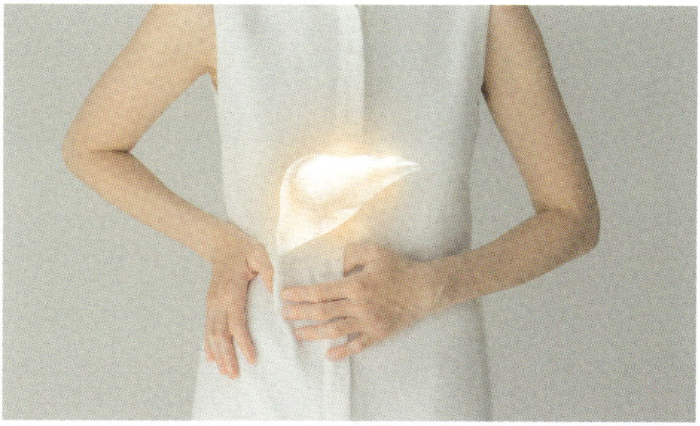

Die Leber ist ein lebenswichtiges Organ für den Stoffwechsel und die Entgiftung.

Es gibt eine einfache Formel, mit der Sie berechnen können, ob Sie möglicherweise eine Fettleber haben. Dazu benötigen Sie Ihren Body-Mass-Index, Ihren Taillenumfang und zwei Laborwerte: *Triglyceride* und *Gamma-GT*. Diese Werte können Sie dann einfach in einen der zahlreichen Online-Rechner für den Fettleber-Index eingeben.[23]

Eine Fettleber erschwert oft auch das Abnehmen. Deshalb ist es gerade dann wichtig, die Unterstützung der Leber in das Gesamtkonzept mit einzubeziehen. Die Therapie der Fettleber besteht vor allem in der Reduktion der Kohlenhydrate. Zu Beginn eignet sich auch ein zweiwöchiges Leberfasten, die Details hierzu finden Sie auf Seite 215. Außerdem kann man die Leber und den Stoffwechsel mit Mikronährstoffen unterstützen. Dabei spielt die Entzündungshemmung eine große Rolle. Hier kann man Omega-3-Fettsäuren, die Vitamine D und E und Olivenöl-Extrakt einsetzen. Zur Verbesserung der Verdauung und für einen besseren Cholesterinstoffwechsel kommen Ballaststoffe wie Inulin, Nutriose oder Beta-Glucan zum Einsatz.

Oberstes Ziel ist es, den Leberfettgehalt und das Körpergewicht zu reduzieren, die Leberfunktion wieder zu optimieren und dadurch vor allem die Insulinresistenz zu beseitigen, das heißt das Risiko, an Diabetes zu erkranken, zu senken.

Auswahl von leberaktiven Mikronährstoffen	
Mikronährstoff	**Dosierung pro Tag**
Omega-3-Fettsäuren	1500 mg
Vitamin D	2000 IE
Hydroxytyrosol aus Olivenöl	1 EL Olivenöl
Vitamin E	200 IE
Beta-Glucan	2 bis 4 g
Cholin	100 bis 500 mg
L-Carnitin	500 bis 2000 mg
Taurin	600 bis 800 mg
Inulin/Nutriose (Ballaststoffe)	2 bis 8 g

Mikronährstoffe bei Fettstoffwechselstörungen

Cholesterin ist eine fettähnliche Substanz, die im menschlichen Körper vorkommt und eine wichtige Rolle bei einer Reihe von biologischen Funktionen spielt. Es dient als Vorstufe für die Bildung von Hormonen, Gallensäuren und Vitamin D und ist ein wesentlicher Bestandteil der Zellmembranen. Cholesterin wird hauptsächlich in der Leber gebildet, kann aber auch über die Nahrung aufgenommen werden.

Cholesterin wird in zwei Hauptformen transportiert: als LDL (zur Erinnerung: *Low Density Lipoprotein* für »Lipoprotein mit geringer Dichte«), das oft als »schlechtes« Cholesterin bezeichnet wird, und als HDL (für *High Density Lipoprotein*, also »Lipoprotein mit hoher Dichte«), das als »gutes« Cholesterin bekannt ist. LDL transportiert Cholesterin von der Leber zu den Zellen.

HDL transportiert überschüssiges Cholesterin von den Zellen zur Leber, wo es abgebaut und ausgeschieden wird. Ein hoher LDL-Cholesterinspiegel im Blut erhöht das Risiko für Ablagerungen in den Arterien, was zu Arteriosklerose und Herz-Kreislauf-Erkrankungen führen kann. HDL-Cholesterin hingegen hilft, Arteriosklerose vorzubeugen, indem es überschüssiges Cholesterin aus den Arterien abtransportiert.[24]

LDL-Cholesterin kann gefährlich werden, wenn es oxidiert. Oxidiertes Cholesterin lagert sich leichter in den Gefäßwänden ab, insbesondere wenn diese bereits geschädigt sind, zum Beispiel durch Bluthochdruck. Dies ist einer der Gründe, warum oxidativer Stress das Risiko für Herz-Kreislauf-Erkrankungen erhöht.

Triglyceride sind eine Art von Fettmolekülen, die in der Nahrung vorkommen und auch im Körper als Energiereserve gespeichert werden. Sie sind die häufigste Form von Fett im Körper und wichtige Energiequelle für Zellen

WAS IST OXIDATIVER STRESS?

Oxidativer Stress ist ein Zustand, bei dem im Körper zu viele schädliche Moleküle entstehen, die Zellen und Gewebe schädigen und zu verschiedenen Gesundheitsproblemen führen können. Mehrere Faktoren können zu oxidativem Stress führen. Dazu gehören Umweltverschmutzung, Rauchen, übermäßiger Alkoholkonsum, ungesunde Ernährung, chronischer Stress, Infektionen und bestimmte Medikamente. Der Körper verfügt über ein antioxidatives Abwehrsystem. Es dient dazu, oxidativen Stress zu bekämpfen.[25] Dazu gehören Enzyme wie *Superoxiddismutase* und *Katalase* sowie antioxidative Vitamine wie Vitamin C und E. Eine ausgewogene Ernährung, regelmäßige Bewegung und ausreichend Schlaf tragen ebenfalls dazu bei, oxidativen Stress zu reduzieren und die Gesundheit zu fördern.

Das oxidierte LDL-Cholesterin lagert sich in den Arterien ab und verengt so die Blutbahnen.

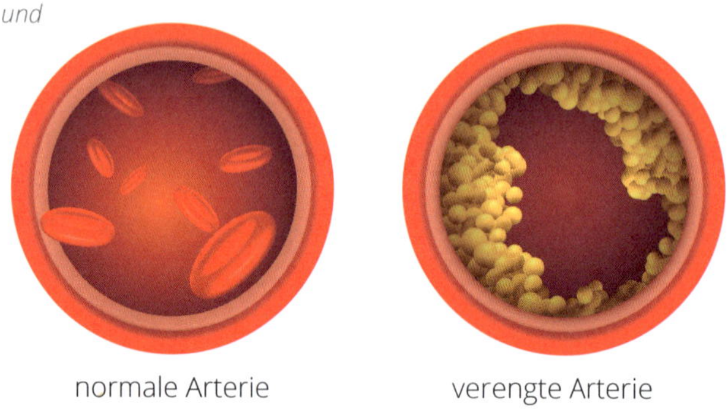

und Gewebe. Sie werden auch im Blut transportiert und können bei zu hohen Werten das Risiko für Herz-Kreislauf-Erkrankungen erhöhen. In den Fettzellen werden überschüssige Kalorien in Form von Triglyceriden gespeichert. Diese werden bei Bedarf in Energie umgewandelt. Darüber hinaus haben sie eine Isolier- und Schutzfunktion.[26] Ein ausgeglichener Triglyceridspiegel ist wichtig für einen gesunden Stoffwechsel und zur Vorbeugung von Stoffwechselstörungen.

SCHON GEWUSST?

Rauchen schadet immer und jedem. Doch bei erhöhtem LDL-Cholesterin ist es ganz besonders problematisch. Es oxidiert die LDL-Partikel, die Ablagerungen in den Gefäßen werden rau, sodass sich Blutbestandteile darauf ablagern und das Gefäß verstopfen können. Die Folge kann ein Herzinfarkt sein.

Erhöhte Blutfettwerte können genetische Ursachen haben. Außerdem haben Frauen vor den Wechseljahren in der Regel niedrigere Cholesterinwerte als gleichaltrige Männer. Nach den Wechseljahren, wenn der Östrogenspiegel sinkt, können sich die Cholesterinwerte jedoch verändern, was zu einem Anstieg des LDL-Cholesterins und insgesamt zu einem ungünstigeren Lipidprofil führen kann. Östrogen kann den HDL-Spiegel erhöhen und den LDL-Spiegel senken. Es kann aber auch die Triglyceride erhöhen.

Ein Ungleichgewicht des Insulinspiegels, wie es bei Insulinresistenz oder Typ-2-Diabetes auftritt, kann zu erhöhten Triglycerid- und LDL-Cholesterinwerten führen, die das Risiko für Herz-Kreislauf-Erkrankungen erhöhen. Weniger Zucker im Blut signalisiert der Leber, weniger Cholesterin zu produzieren. Außerdem hemmt Insulin die Freisetzung von Fettsäuren aus den Fettdepots. Das hat zur Folge, dass in der Leber weniger Fettsäuren zur Umwandlung in Triglyzeride verfügbar sind, die schließlich als Bestandteil des LDL-Cholesterins im Blut zirkulieren.

Meist sind erhöhte Blutfettwerte jedoch auf ungesunde Ernährung und ungünstige Lebensgewohnheiten zurückzuführen. Eine Ernährungsumstellung ist daher ein sehr wirkungsvoller Ansatz zur Verbesserung der Cholesterinwerte. In der Schulmedizin werden zur Cholesterinsenkung sogenannte *Statine* eingesetzt. Sie hemmen wirksam die Cholesterinbildung in der Leber. Allerdings wird dadurch auch die Bildung des Coenzyms Q10 blockiert, das wir zur Energiegewinnung benötigen. Ein Mangel führt unter anderem zu Muskelschmerzen, einer typischen Nebenwirkung von Statinen.

TIPP Coenzym Q10 und Vitamin D können dazu beitragen, Nebenwirkungen von Statinen wie Muskelschmerzen oder Energielosigkeit zu verringern. Es wird empfohlen, täglich 100 bis 300 Milligramm Coenzym Q10 und 1000 bis 2000 Internationale Einheiten Vitamin D einzunehmen.

Mikronährstoffe können auch bei der Senkung des Cholesterinwertes unterstützend wirken. Hierzu zählen Ballaststoffe wie Glucomannan und Beta-Glucane aus Hafer oder Pflanzenstoffe aus Artischockenblättern, Grüntee und Trauben.

Glucomannan ist ein spezieller Ballaststoff aus der Konjakwurzel. Er quillt im Verdauungstrakt mit Wasser stark auf und bildet ein Gel. Dies hat positive Auswirkungen: Glucomannan verzögert die Magenentleerung, sodass die Nährstoffe langsamer verdaut werden. Dadurch steigt auch der Insulinspiegel weniger stark an, was die körpereigene Cholesterinbildung drosselt. Das im Dünndarm gebildete Gel hemmt die Aufnahme von Cholesterin aus der Nahrung.

Beta-Glucane sind Ballaststoffe aus den Randschichten des Haferkorns. Im Darm binden Beta-Glucane Gallensäuren, sodass diese vermehrt ausgeschieden werden. Der Körper muss dann neue Gallensäuren bilden. Dazu verbraucht er Cholesterin. Um den Cholesterinspiegel wirksam zu senken, sollten täglich mindestens 3000 Milligramm Beta-Glucane aufgenommen werden. Die benötigte Menge steckt in etwa 80 Gramm Haferflocken oder 40 Gramm Haferkleie oder in speziellen Beta-Glucan-Präparaten. Um einen positiven Effekt zu erzielen, ist meist eine längere Einnahme von mindestens acht Wochen notwendig. Wichtig ist, viel zu trinken. Sonst kann es zu Verstopfung kommen.

Omega-3-Fettsäuren, insbesondere Eicosapentaensäure (EPA, *eicosapentaenoic acid*) und Docosahexaensäure (DHA, *docosahexaenoic acid*), können den Triglyceridspiegel im Blut senken. Außerdem können sie das HDL erhöhen. Es hilft, überschüssiges Cholesterin aus den Arterien zur Leber zu transportieren, wo es abgebaut und ausgeschieden wird. Omega-3-Fettsäuren sind auch für die Flexibilität der Blutgefäße von Bedeutung: Ablagerungen in den Blutgefäßen werden gehemmt und das Blut wird fließfähiger. Darüber hinaus bauen sie erhöhte Entzündungswerte im Blut ab, die zu einer Versteifung der Gefäße beitragen können. Das Risiko für Folgeerkrankungen wird dadurch verringert. Empfohlen werden zur Senkung der Triglyceride 2500 Milligramm Omega-3-Fettsäuren, in der Prävention 1500 bis 2000 Milligramm.

SCHON GEWUSST?

Omega-3-Fettsäuren können in höheren Dosen das Blut verdünnen. Deshalb sollten sie nicht von Frauen eingenommen werden, die Blutverdünner nehmen müssen. Das Blut könnte sonst zu »dünn« werden.

Wichtige Pflanzenstoffe in roten Trauben sind die *oligomeren Proanthocyanidine (OPC)* und das *Resveratrol*. Beide Stoffe haben eine günstige Wirkung auf die Blutgefäße, da sie antioxidativ wirken. Sie verhindern, dass sich das LDL-Cholesterin in den Gefäßwänden verändert, also oxidiert.

Generell gibt es also viele Möglichkeiten zur Erhaltung oder Erreichung eines gesunden Cholesterinspiegels, auch auf natürlichem Wege.

Auswahl von Mikronährstoffen bei Fettstoffwechselstörung	
Vitamine	**Dosierung pro Tag**
Zink, B-Vitamine, Vitamine C, D und E	als Basisversorgung
Resveratrol	10 bis 20 mg
Omega-3-Fettsäuren	1500 mg
Glucomannan	2000 bis 4000 mg
Coenzym Q10	50 bis 100 mg
Beta-Glucan	mindestens 3000 mg
Artischocken-Extrakt	400 bis 600 mg

Mikronährstoffe für ein gesundes Herz

Herz-Kreislauf-Erkrankungen sind weltweit die Todesursache Nummer eins. Deshalb ist es so wichtig, frühzeitig durch einen gesunden Lebensstil dazu beizutragen, das Risiko zu minimieren. Obwohl hoher Blutdruck und Herzprobleme nach wie vor allgemein als männliche Krankheiten gelten, sind Herzinfarkt, Herzrhythmusstörungen, Herzschwäche und Schlaganfälle auch bei Frauen über 35 die Todesursache Nummer eins, noch vor Krebserkrankungen. Allerdings erleiden Frauen im Durchschnitt Herzinfarkte zehn bis fünfzehn Jahre später als Männer.[27]

Herzinfarkt und Bluthochdruck

Bei Frauen wird ein Herzinfarkt häufig nicht erkannt, da im Vergleich zu Männern oft unspezifische Symptome auftreten. Typische Anzeichen für einen Herzinfarkt bei Frauen sind:

- Engegefühl in der Brust
- Schmerzen im Oberbauch
- Übelkeit mit Erbrechen
- extreme Müdigkeit beziehungsweise Schwäche
- Kiefer-, Nacken- oder Halsschmerzen
- Rückenschmerzen
- starke Kurzatmigkeit bis hin zur Atemnot
- Benommenheit
- Schweißausbrüche
- Schmerzen oder Ziehen in einem oder beiden Armen[28]

Neben der Genetik spielt das Hormon Östrogen eine wichtige Rolle. Es schützt und erweitert die Gefäße, sorgt für einen besseren Blutfluss und verhindert Ablagerungen. Mit den Wechseljahren und der Menopause und dem damit verbundenen Abfall des Östrogens fällt dieser Schutzmechanismus allerdings weg. Bei vorzeitigen Wechseljahren oder nach einer Totaloperation ist das Herzinfarktrisiko schon früher erhöht.[29]

Es gibt aber auch eine große Zahl an Risikofaktoren, die man zum Teil selbst beeinflussen kann. Dazu gehören Rauchen, Bluthochdruck, Bewegungsmangel, Übergewicht, ungesunde Ernährung, Fettstoffwechselstörungen, Diabetes und Stress.

SCHON GEWUSST?

Rauchen und die Einnahme der Antibabypille erhöhen das Risiko für Herzinfarkte bei Frauen über 35 deutlich.[30] Eine WHO-Studie hat gezeigt, dass das Risiko eines Herzinfarkts bei Rauchen allein um das 11-Fache und bei der Kombination von Rauchen (mehr als 10 Zigaretten pro Tag) und Pilleneinnahme um das 87-Fache erhöht ist.[31]

Welche Mikronährstoffe bei der Prävention und Therapie von Herz-Kreislauf-Erkrankungen wichtig sind, wird im Folgenden anhand der verschiedenen Erkrankungen erläutert.

In Deutschland leiden 20 Millionen Menschen an Bluthochdruck, wobei knapp die Hälfte Frauen sind. Nach den Wechseljahren entwickelt jede zweite Frau einen Bluthochdruck.[32] Mit zunehmendem Alter lässt die Elastizität der Gefäße nach. Auch genetische Risikofaktoren sowie ein ungesunder Lebensstil mit Übergewicht, Rauchen, Stress und Bewegungsmangel tragen dazu bei.

SCHON GEWUSST?

Der Blutdruck von Frauen unterscheidet sich von dem der Männer. Ein normaler Blutdruck ist bei Frauen laut Leitlinien 120/70 mmHg (Millimeter-Quecksilbersäule, das chemische Symbol für Quecksilber ist »Hg«).

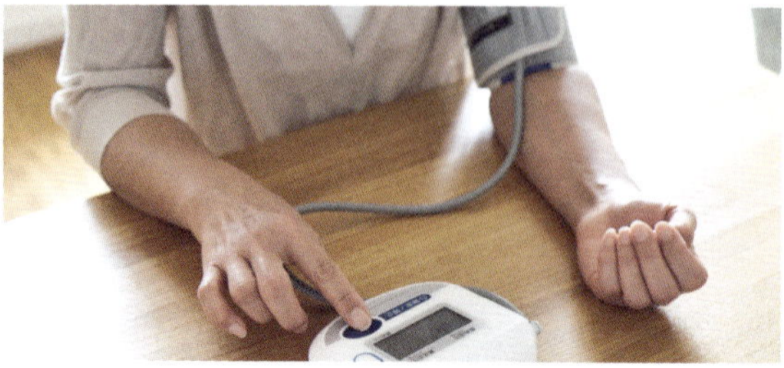

Der Blutdruck sollte zur Überwachung der Herz-Kreislauf-Gesundheit regelmäßig kontrolliert werden.

Eine gesunde Ernährung und die ausreichende Versorgung mit Mikronährstoffen haben einen äußerst positiven Einfluss auf den Blutdruck. Salzarme Ernährung ist ein weiterer wichtiger Faktor, den Sie beachten sollten. Das Natrium (also das Salz) führt zu einer vermehrten Wasseraufnahme im Körper und erhöht dadurch das Blutvolumen und den Blutdruck.

Magnesium wirkt entspannend und entkrampfend auf die Blutgefäße. Und kann so den Blutdruck senken.[33] Die Einnahme von 150 bis 300 Milligramm Magnesium am Tag senkt den Blutdruck dauerhaft um bis zu vier mmHg.

Kalium gleicht den negativen Einfluss von Natrium aus. Es erweitert die Gefäße und wirkt positiv auf den Herzrhythmus. Der Kaliumspiegel im Blut sollte im optimalen Bereich (nach Laboranalyse) liegen. Zu viel oder zu wenig kann Herzrhythmusstörungen auslösen und den Blutdruck zu stark erhöhen oder senken. Durch die Einnahme von entwässernden Medikamenten können dem Körper Mineralstoffe wie Kalium und Magnesium verloren gehen.

MAGNESIUMTAURAT

Magnesium gibt es als Verbindung mit Taurin als sogenanntes Magnesiumtaurat. Taurin ist Ihnen wahrscheinlich bekannt aus Energydrinks, es reguliert den Herzschlag und wirkt ebenfalls blutdrucksenkend. Im Energydrink soll Taurin die Wirkung des Koffeins regulieren.

KALZIUMANTAGONISTEN

Bei Bluthochdruck kann es helfen, sich den Kalziumspiegel anzusehen. Jedoch muss bei der Einnahme von Kalziumpräparaten zusammen mit Kalziumantagonisten bedacht werden, dass sich die Wirkung dieser Medikamente beeinträchtigen oder verstärken kann. Also seien Sie hier bitte vorsichtig!

Ein Ungleichgewicht im Kalziumstoffwechsel kann sich auch negativ auf die Blutdruckregulation auswirken. Zu niedrige oder zu hohe Kalziumspiegel können zu Blutdruckproblemen oder Herzmuskelschwäche führen.

Omega-3-Fettsäuren können sich positiv auf den Blutdruck auswirken. Sie entspannen die Muskulatur der Blutgefäßwände und halten sie auf diese Weise elastisch. Und sie erhöhen die Fließfähigkeit des Blutes und haben entzündungshemmende Eigenschaften.

SCHON GEWUSST?

Der Gehalt von Omega-3-Fettsäuren in Fisch und Eiern ist von verschiedenen Faktoren abhängig, zum Beispiel von der Fütterung, den Zuchtmethoden, den Fischfanggebieten und weiteren Umweltfaktoren. Der Gehalt an Omega-3-Fettsäuren in wild gefangenem Fisch ist aufgrund von Überfischung und Verschmutzung der Meere leider gesunken. Andererseits haben einige Fischfarmen damit begonnen, spezielles Fischfutter zu verwenden, das reich an Omega-3-Fettsäuren ist, um den Gehalt an diesen Fettsäuren in gezüchtetem Fisch zu erhöhen. Auch bei Eiern hängt der Gehalt an Omega-3-Fettsäuren von der Fütterung der Hühner ab. Es lohnt sich hier, auf Bio-Qualität zu setzen.

Die Aminosäure L-Arginin kann die Gefäße weiten und so den Blutdruck senken. Außerdem verbessert sie die Gefäßfunktion und beugt Ablagerungen in den Gefäßen vor. L-Arginin ist besonders reichlich im Erbsenprotein enthalten, einem natürlichen pflanzlichen Eiweißpräparat, das sehr gut als Nahrungsergänzungsmittel in Form von Proteinshakes eingenommen werden kann. Außerdem enthalten Nüsse oder Mandeln viel L-Arginin.

Was können Sie also in Ihrer Ernährung beachten, um den Bluthochdruck zu senken? Natürlich spielt der gesamte Lebensstil eine Rolle. Bewegungsmangel, Stressbelastung und Umweltfaktoren tragen zu einem erhöhten Risiko bei und müssen daher auch beachtet werden.

SCHON GEWUSST?

Knoblauch hilft gegen hohen Blutdruck, denn er ist ein natürliches Blutverdünnungsmittel. Seine Inhaltsstoffe verdünnen das Blut, stärken die Gefäße, entspannen und erweitern sie. Ein Knoblauch-Extrakt verbessert den Blutfluss und die Spannkraft der Gefäße erheblich.

In der folgenden Übersicht finden Sie eine Auswahl der eben erklärten Mikronährstoffe zur Vorbeugung und Therapie von Bluthochdruck mit ihrer jeweiligen Dosierung.

Auswahl von Mikronährstoffen bei Bluthochdruck	
Mikronährstoff	**Dosierung pro Tag**
Magnesium	bis 300 mg (individuell mehr)
L-Arginin	2000 bis 6000 mg
Taurin	1000 mg
Omega-3-Fettsäuren	1500 mg

Mikronährstoffe bei chronischer Herzinsuffizienz

Bei einer Herzschwäche (chronische Herzinsuffizienz) ist das Herz aufgrund der verringerten Pumpleistung nicht mehr in der Lage, den Körper ausreichend mit Blut und Sauerstoff zu versorgen. Typische Symptome sind Luftnot und Müdigkeit, besonders bei Belastung, Schwindel, Leistungsschwäche, Wassereinlagerungen im Körper, Herzrasen, Reizhusten und bläuliche Verfärbung der Lippen. Auch Magen-Darm-Symptomatik mit Appetitverlust und Völlegefühl kann auftreten. Je weiter die Herzinsuffizienz fortschreitet, desto schwerer sind die Beeinträchtigungen. Schwerwiegende Folgen einer Herzinsuffizienz können Wasseransammlungen in der Lunge, Schlaganfall, Herzrhythmusstörungen oder Herzversagen sein. Bestimmte Nährstoffe tragen zur Energieversorgung der Herzmuskelzellen bei und helfen, die Pumpfunktion des Herzens zu verbessern. Hierzu gehört Coenzym Q10: Es verbessert die Energiebereitstellung im Herzmuskel und wirkt blutdrucksenkend.

SCHON GEWUSST?

Je älter wir werden, desto mehr sinkt die körpereigene Q10-Produktion. Mit 40 Jahren ist sie bereits um ein Drittel reduziert, mit 80 Jahren um mehr als die Hälfte. Die Coenzym-Q10-Zufuhr ist also nicht nur für Menschen mit Herzschwäche sinnvoll. Mit zunehmendem Alter kann Q10 bei jeder Frau für mehr Energie sorgen!

Eisen verbessert die Leistungsfähigkeit. Es ist vor allem wichtig für die Energiegewinnung und den Sauerstofftransport. Bei Herzschwäche wird Eisen schlechter aufgenommen und geht vermehrt verloren. Dabei überschneiden sich dann oft die Beschwerden der Herzschwäche mit denen des Eisenmangels. Die Deutsche Herzstiftung rät dazu, die Eisenwerte bei Herzschwäche routinemäßig zu prüfen und einen Mangel auszugleichen.[34] Dies kann man entweder mit Eisentabletten machen oder mit Eiseninfusionen. Eisentabletten sind leider oft schlecht verträglich, sie können Verstopfung, schwarzen Stuhl und Magenschmerzen verursachen. Lassen Sie regelmäßig den Hämoglobinwert und den Ferritinwert bestimmen. So haben Sie eine gute Einschätzung Ihres Eisenhaushalts.

L-Carnitin ist wichtig für die Energiegewinnung: Es transportiert Fette in die Zellkraftwerke, damit sie dort in Energie umgewandelt werden. Ein Mangel an L-Carnitin kann außerdem Herzrhythmusstörungen begünstigen. Bei einer Herzschwäche können 1000 bis 2000 Milligramm L-Carnitin die Symptome verbessern.

SCHON GEWUSST?

Vor allem Vegetarierinnen und Veganerinnen haben oft einen Mangel an L-Carnitin, da es vorwiegend in Fleisch vorkommt.

Omega-3-Fettsäuren verbessern die Pumpfunktion des Herzens und Vitamin D erhöht die Herzleistung, verbessert die Muskelkraft und trägt zur Blutdrucksenkung bei.

Mikronährstoffempfehlungen bei chronischer Herzinsuffizienz	
Mikronährstoffe	**Dosierung pro Tag**
Vitamin D	2000 IE
Eisen (nur nach ärztlicher Verordnung und Laborkontrolle!)	20 bis 100 mg
Coenzym Q10	100 bis 300 mg
Omega-3-Fettsäuren	1500 mg
Magnesium	bis 300 mg (individuell mehr)
L-Carnitin	1000 bis 3000 mg
L-Arginin	1500 bis 3000 mg

Mikronährstoffe bei Koronarer Herzkrankheit

Die Koronare Herzkrankheit (KHK) entsteht durch eine Verengung der Herzkranzgefäße, wodurch der Herzmuskel nicht ausreichend durchblutet wird. Die Folge ist ein erhöhtes Herzinfarktrisiko. Es gibt zahlreiche Faktoren, die die Entwicklung einer koronaren Herzkrankheit begünstigen können. Auch hierbei spielt die Ernährungsweise wieder die entscheidende Rolle:

- ungesunde Ernährung, vor allem mit wenig Obst und Gemüse und viel Fett
- Bewegungsmangel
- Übergewicht
- Bluthochdruck
- erhöhte Cholesterin-, Triglycerid- und Homocystein-Werte
- Diabetes

Bestimmte Vitamine und Nährstoffe sind für die Funktionsfähigkeit der Herzkranzgefäße von großer Bedeutung oder können das Fortschreiten der Erkrankung verlangsamen.

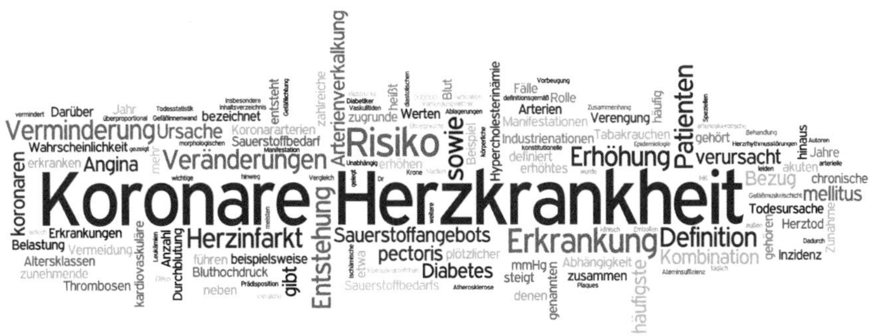

Koronare Herzkrankheit ist eine stille Bedrohung, die durch verstopfte Herzkranzgefäße gekennzeichnet ist und eine Bandbreite an Symptomen mit sich bringen kann.

Omega-3-Fettsäuren wie Eicosapentaensäure (EPA) und Docosahexaensäure (DHA) wirken Entzündungsreaktionen in den Gefäßen effektiv entgegen. Zudem senken sie erhöhte Blutfette und tragen auf vielfältige Weise zur Linderung von Bluthochdruck bei. Diese Fettsäuren senken das Risiko für die Bildung von sogenannten *Plaques* und Blutgerinnseln.[35] Empfohlen wird eine Dosis von 1500 bis 2000 Milligramm Omega-3-Fettsäuren, vorwiegend EPA. Meist reicht die Zufuhr über die Ernährung nicht aus, sodass die Einnahme eines guten Omega-3-Öls als Kapsel oder flüssig empfohlen wird.

L-Arginin ist die Vorstufe des wichtigen Botenstoffs Stickstoffmonoxid (NO). Es steuert die Eng- und Weitstellung der Blutgefäße. Es beeinflusst somit den Blutdruck. Bei einer Koronaren Herzkrankheit kann es dazu kommen, dass die Gefäßwand die Fähigkeit verliert, Stickstoffmonoxid zu produzieren. Hier kann L-Arginin helfen, den Prozess umzukehren. L-Arginin sollte in einer Dosis von 1500 bis 3000 Milligramm pro Tag ergänzt werden, am besten über den Tag verteilt und in Kombination mit Antioxidantien wie Vitamin C, Q10 oder Taurin.

Ein erhöhter Homocystein-Spiegel ist ein Risikofaktor für Arteriosklerose. Er entsteht beim Abbau von Aminosäuren und schädigt die Gefäßwände. Normalerweise wird er durch B-Vitamine wieder reduziert. Bei einem Mangel an den Vitaminen B_6, B_{12} und Folsäure kommt es zu einer Anhäufung von Homocystein. Eine gute Versorgung mit diesen Vitaminen ist also unerlässlich.

TIPP Bei erhöhtem Risiko für eine Koronare Herzkrankheit empfiehlt sich die Messung des Homocystein-Spiegels im Blut. Bei einer Erhöhung ist es sinnvoll, die B-Vitamine zu ergänzen.

Auch Magnesium ist für die Funktion des Herzmuskels von entscheidender Bedeutung. Zudem entspannt es die Blutgefäßwände und reguliert den Blutdruck. Um die optimale Wirkung zu erzielen, sollten Sie ein Magnesiumpräparat mit einer Dosis von 300 bis 600 Milligramm einnehmen.

Eine gezielte Zufuhr von Mikronährstoffen kann also nicht nur zur Prävention und Behandlung der Koronaren Herzkrankheit dienen, sondern auch einen wichtigen Beitrag zu einem gesunden und kräftigen Herzen bei Frauen leisten. Eine bewusste Ernährung und die Integration dieser Mikronährstoffe können Frauen dabei unterstützen, ihre Herzgesundheit zu stärken und mit voller Frauenpower durchs Leben zu gehen.

Auswahl von Mikronährstoffempfehlungen bei KHK	
Mikronährstoff	**Dosierung pro Tag**
Coenzym Q10	100 bis 300 mg
Vitamin B_6	5 mg
Vitamin B_{12}	50 µg
Folsäure	400 µg
L-Arginin	1500 bis 3000 mg
Magnesium	bis 300 mg (individuell mehr)
Omega-3-Fettsäuren	1500 mg

Mikronährstoffe und Knochengesundheit

Unerklärliche Rückenschmerzen, Knochenbrüche bei den banalsten kleinen Unfällen, das könnte ein Hinweis auf Osteoporose sein. Gekennzeichnet ist diese Krankheit durch Verringerung der Knochendichte – also mehr und größere Lufteinschlüsse. Die Knochen werden porös und die Knochenstruktur insgesamt schlechter. Das Risiko von Knochenbrüchen ist dadurch erheblich erhöht. Insbesondere ältere Frauen sind davon betroffen. Neben einer gesunden Lebensweise und regelmäßiger körperlicher Aktivität spielt die Ernährung eine entscheidende Rolle bei der Prävention von Osteoporose.

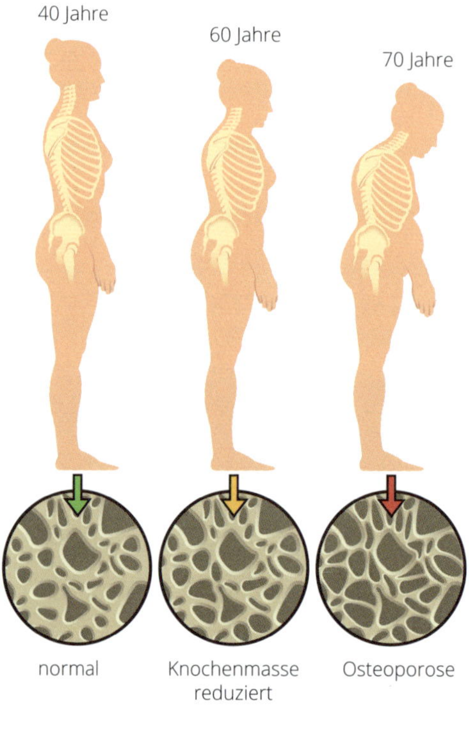

Eine Osteoporose entwickelt sich mit fortschreitendem Alter schrittweise und ist gekennzeichnet durch zunehmenden Verlust der Knochenmasse.

Warum sind Frauen von Osteoporose besonders betroffen?

Vor allem aufgrund hormoneller Veränderungen sind Frauen besonders anfällig für die Entstehung von Osteoporose. Nach den Wechseljahren nimmt die Produktion des Hormons Östrogen ab. Dieses Hormon spielt eine entscheidende Rolle bei der Erhaltung der Knochendichte, da es die Aktivität von knochenbildenden Zellen *(Osteoblasten)* fördert und gleichzeitig die Aktivität von knochenabbauenden Zellen *(Osteoklasten)* hemmt. Wenn Östrogen fehlt, wird der Knochen schneller abgebaut.[36]

Es gibt außerdem zahlreiche Medikamente und Wirkstoffe, die eine Entwicklung von Osteoporose begünstigen können. Dazu gehören unter anderem Kortison, Antidepressiva, Magensäureblocker, Antiöstrogene, die bei hormonabhängigem Krebs eingesetzt werden, und Entwässerungsmedikamente.[37] Frauen haben außerdem von Natur aus eine geringere Knochendichte als Männer, wir haben kleinere und leichtere Knochen. Eine geringere Knochendichte bedeutet, dass der Knochen weniger Masse und Festigkeit hat.

Es gibt noch weitere Faktoren, die das Osteoporoserisiko beeinflussen: Hierzu gehören die genetische Veranlagung, das Bewegungsverhalten und die Ernährung. Ziel der Mikronährstoffmedizin bei Osteoporose ist es, möglichst viele Nährstoffe für den Erhalt der Knochensubstanz zur Verfügung zu stellen. Für gesunde Knochen braucht der Körper vor allem Kalzium als Baustoff. Bei einem Kalziummangel löst der Körper dieses sogar aus den Knochen heraus. Dadurch werden die Knochen dann weich und brüchig.

Kalzium ist außerdem wichtig für unsere Muskulatur, die wir für die Stabilität dringend brauchen. Laut den Osteoporose-Leitlinien sollten Frauen, insbesondere ab 50 Jahren, täglich 700 bis 1200 Milligramm Kalzium aufnehmen. Kann der Bedarf nicht über die Ernährung gedeckt werden, sollten Kalziumpräparate eingenommen werden.

Kalziumgehalt in verschiedenen Lebensmitteln	
Lebensmittel	**Kalziumgehalt pro 100 g oder 100 ml**
Kuhmilchkäse	ca. 800 bis 1100 mg
Ziegenkäse	ca. 400 bis 600 mg
Quark/Joghurt	ca. 100 bis 150 mg
Mineralwasser	ca. 30 mg

Kalziumpräparate sollten wegen ihrer besseren Verträglichkeit zum Essen eingenommen werden, am besten über den Tag verteilt. Nimmt man Osteoporose-Medikamente ein, muss ein Abstand von zwei bis drei Stunden zwischen den Einnahmen liegen. Organisches Kalzium ist bei Osteoporose besonders geeignet: Es wird schnell im Darm aufgenommen und hat eine hohe Bioverfügbarkeit. Beispiele sind *Kalziumgluconat* und *Kalziumzitrat* oder auch Kalzium aus Algen.

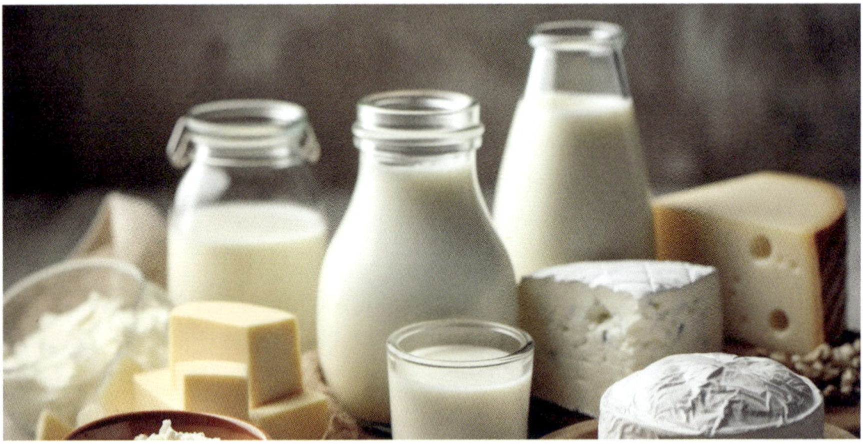

In Milchprodukten, egal ob Ziege, Kuh oder Schaf, ist besonders viel Kalzium enthalten.

SCHON GEWUSST?

Bewegung ist bei Osteoporose sowohl vorbeugend als auch im Krankheitsfall die entscheidende Basistherapie. Der Knochenstoffwechsel wird in erster Linie durch Stoßbewegungen angeregt. Krafttraining an Geräten oder mit freien Gewichten ist daher besonders wirksam als Prävention gegen Osteoporose, genauso wie zügiges Gehen, am besten täglich mindestens 30 Minuten. Schwimmen ist als Sport zur Osteoporose-Vorbeugung dagegen weniger gut geeignet, weil dabei kein Druck auf die Knochen ausgeübt wird. Eine starke Muskulatur ist wichtig, vor allem in Bezug auf Stabilität und Verringerung des Sturzrisikos.

Vitamin D reguliert die Kalziumaufnahme im Darm und ist damit notwendig zur Stabilisierung des Kalziumspiegels im Blut. Laut Leitlinien werden 800 bis 1200 Internationale Einheiten täglich empfohlen. Besser ist es jedoch, den Vitamin-D-Spiegel im Labor bestimmen zu lassen, um die optimale Dosierung herauszufinden und einem Mangel vorzubeugen. Oft sind höhere Dosierungen notwendig.

Vitamin K_2 benötigen wir, um Kalzium in die Knochen zu leiten und zu verhindern, dass es sich in den Gefäßen ablagert. Kombiniert mit Vitamin D und Kalzium trägt Vitamin K_2 dazu bei, die Knochengesundheit zu unterstützen, und verringert gleichzeitig das Risiko, an Gefäßverkalkung zu erkranken. Empfohlen werden 60 bis 240 Mikrogramm Vitamin K_2 pro Tag.

Unser Körper braucht darüber hinaus weitere Mikronährstoffe zur Osteoporose-Prävention: Magnesium wird benötigt, um Vitamin D zu aktivieren, zu speichern und zu transportieren. Ein Magnesiummangel trägt somit zur Entstehung von Osteoporose bei. Bor senkt den Kalziumverlust über die Nieren. Und Bor ist wichtig, damit der Körper Vitamin D bilden kann. Mangan, Kupfer und Zink zusammen mit Kalzium verzögern den Abbau von Knochenmasse. Die Dosierung ist individuell unterschiedlich. Daher sollte

Mikronährstoffempfehlung zur Osteoporose-Prävention	
Mikronährstoff	**Dosierung pro Tag**
Vitamin D	800 bis 1200 IE
Magnesium	150 mg (individuell mehr)
Vitamin K_2	60 bis 240 µg
Bor	1 bis 3 mg
Kalzium	1000 bis 1200 mg

die Einnahme von Mikronährstoffen immer in Absprache mit einer Ärztin oder einem Arzt und mit Messung des Blutspiegels im Labor erfolgen. Daneben sind regelmäßige Bewegung und kalziumreiche Ernährung sinnvoll.

Mikronährstoffe für Haut, Haare und Nägel

»Die Haut ist der Spiegel der Seele.« Diesen Satz kennen Sie alle. Denn vieles, was sich im Inneren abspielt oder die Seele betrifft, kann sich auf die Haut auswirken. Eine straffe, glatte Haut und glänzendes, volles Haar sind ein Zeichen von Gesundheit und Wohlbefinden. Für uns alle spielt das eine große Rolle. Die ersten Fältchen werden kritisch beäugt und jedes ausfallende Haar wird gezählt. Wir können die Zeichen des Alterns nicht aufhalten. Aber wir können den Alterungsprozess durch eine gesunde Lebensweise und eine ausreichende Versorgung mit Mikronährstoffen verlangsamen.

Haut

Die Haut ist mit einer Fläche von etwa zwei Quadratmetern das größte Organ des weiblichen Körpers. Sie dient als Schutzbarriere gegen äußere Einflüsse wie Bakterien, Viren und Schadstoffe. Auch bei der Regulierung der Körpertemperatur, dem Schutz vor UV-Strahlung, der Aufnahme von Vitamin D durch Sonnenlicht und der Wahrnehmung von Berührungen, Temperatur und Schmerz spielt sie eine entscheidende Rolle. Selbst der ungeliebte Schweiß ist für uns lebensnotwendig: Nicht nur die Regulierung der Temperatur durch die Schweißproduktion, sondern auch die Ausscheidung von Giftstoffen erfolgt über den Schweiß.

Die *Oberhaut* ist die äußerste Hautschicht und bildet eine Barriere gegen Umwelteinflüsse und Krankheitserreger. Darunter liegt die *Lederhaut*, die hauptsächlich aus Bindegewebe besteht und für die Festigkeit, Elastizität und Nährstoffversorgung der Haut verantwortlich ist. Die *Unterhaut*, die tiefste Schicht, enthält Fettgewebe, das als Wärmeisolator und Energiespeicher dient.

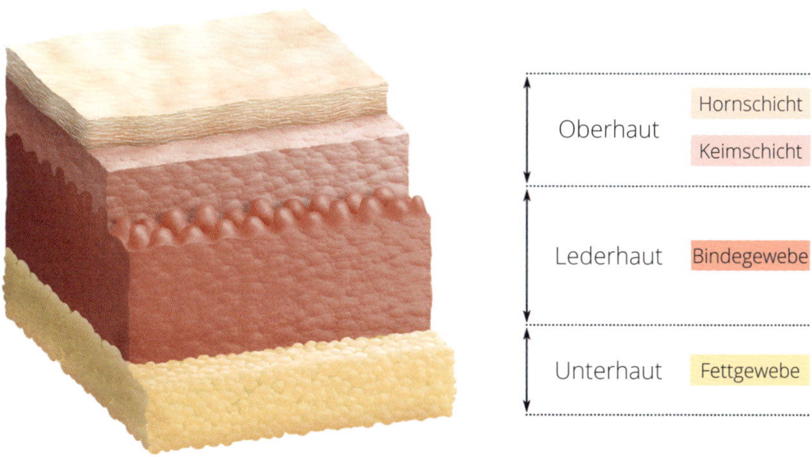

Die menschliche Haut besteht aus drei Schichten, Epidermis, Dermis und Subcutis, von der jede unterschiedliche Funktionen hat, die zum Schutz und zur Gesundheit der Haut beitragen.

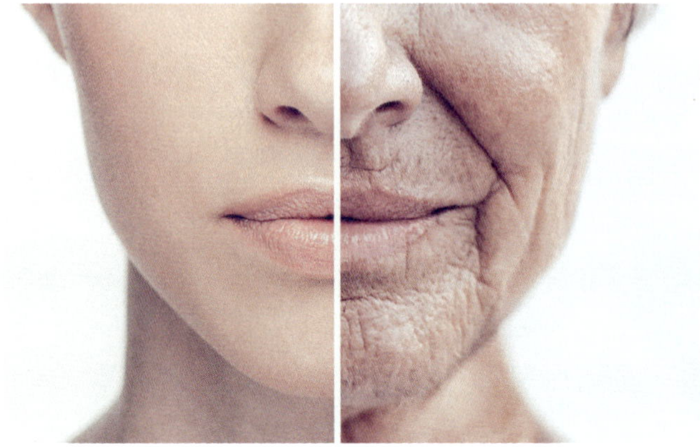

Verschiedene Faktoren wie Alterung, UV-Strahlung und Lebensstil können Faltenbildung verursachen.

Mit zunehmendem Alter nimmt die Elastizität der Haut ab, was zu Faltenbildungen führt. Darüber hinaus verliert die Haut an Dicke. Das Unterhautgewebe erscheint dunkler, was insbesondere durch Augenringe und Schlupflider sichtbar wird. Zudem beeinflussen Faktoren wie Kosmetika, unser Lebensstil und die Ernährung, wie schnell die Haut altert. Nikotin und übermäßiger Alkoholkonsum stressen den Körper, was die Hautalterung vorantreibt, ebenso wie übermäßige Sonneneinstrahlung.[38]

SCHON GEWUSST?

Sonnenschutzmittel wirken auf der Haut, indem sie ultraviolette (UV) Strahlen absorbieren, streuen oder reflektieren, um die Haut vor Sonnenschäden zu schützen. Die Verwendung von Sonnenschutzmitteln kann jedoch die Vitamin-D-Produktion beeinträchtigen, da UV-B-Strahlen für die Vitamin-D-Synthese in der Haut notwendig sind. Optimal ist eine tägliche kurze, kontrollierte Sonnenexposition ohne Sonnenschutz, wobei den Rest der Zeit die Sonne immer mit einem Schutzfaktor genossen werden sollte. So lassen sich eine Vitamin-D-Produktion ermöglichen und die Haut gleichzeitig vor schädlichen UV-Strahlen schützen. Für die Vitamin-D-Produktion sind 30 Minuten Sonnenbestrahlung von Gesicht, Armen und Dekolleté zwischen 10 und 14 Uhr ausreichend.[39]

Die Einwirkung von ultravioletter Strahlung schädigt die Hautzellen und das Bindegewebe in tieferen Hautschichten. Dies kann zu entzündlichen Prozessen, vorzeitiger Hautalterung und im schlimmsten Fall zur Entwicklung von Hautkrebs führen. Neben der Verwendung von Sonnenschutzmitteln mit einem hohen Lichtschutzfaktor können auch Mikronährstoffe zum Schutz und zur Unterstützung der Hautgesundheit beitragen.

Neben den klassischen Sonnenschutzprodukten wie Creme, Milch, Spray oder Öl gibt es auch einen natürlichen Sonnenschutz von innen – die sogenannten Carotinoide. Diese schützen die Haut vor Sonnenbrand. Beta-Carotin kommt zum Beispiel in orangefarbenen Lebensmitteln wie Süßkartoffeln oder Karotten, aber auch in Petersilie oder Tomaten vor. Kurzfristige Wunder sind allerdings nicht zu erwarten: Die schützende Wirkung von Beta-Carotin entfaltet sich erst nach einigen Wochen (etwa vier bis sechs) regelmäßigen Verzehrs. Und zu viel davon kann zu einer Gelbfärbung der Haut führen, die aber nach dem Absetzen sofort wieder verschwindet.

TIPP Carotinoide als Nahrungsergänzungsmittel sollten grundsätzlich zu einer Mahlzeit eingenommen werden, da sie zur Aufnahme etwas Fett benötigen. Als Nahrungsergänzungsmittel werden 1500 bis 2000 Mikrogramm empfohlen.

Coenzym Q10 schützt die elastischen Bestandteile der Haut und macht sie geschmeidig. Viele Antifaltencremes, die den Alterungsprozess verlangsamen und die Haut vor schädlichen UV-Strahlen schützen sollen, enthalten deshalb Q10. Aber auch innerlich kann Coenzym Q10 helfen: Es wirkt antioxidativ, verbessert die Hautfeuchtigkeit und unterstützt die Regeneration. Natürliche Quellen für Q10 sind Lebensmittel wie Fleisch, Fisch, Nüsse und Spinat. Als Nahrungsergänzung werden 100 bis 200 Milligramm Coenzym Q10 pro Tag empfohlen.

Darüber hinaus sind Antioxidantien wichtig, um den Feuchtigkeitsgehalt der Haut zu verbessern, Hautschäden zu reduzieren und vor Kollagenabbau zu schützen. Beispiele sind Grüntee-Extrakt, Vitamin E, Vitamin C und Zink.

Pantothensäure, auch Vitamin B_5 genannt, ist an der Bildung von Fettsäuren beteiligt, die für den Aufbau und die Funktion der Haut wichtig sind. Darüber hinaus besitzt sie entzündungshemmende Eigenschaften, die insbesondere bei Hauterkrankungen wie Akne von Vorteil sein können.

Biotin (Vitamin B_7) ist wichtig für die Zellteilung und die Zellerneuerung der Haut. Ein Mangel an Biotin kann zu trockener Haut, Verlust der Hautelastizität, Hautentzündungen, Ekzemen, Akne, brüchigen Nägeln und Haarausfall führen. Biotin ist in vielen Lebensmitteln enthalten, unter anderem in Eigelb, Nüssen, Samen, Hülsenfrüchten, Fleisch, Fisch und bestimmten Gemüsesorten.

Die im Nachtkerzenöl enthaltene Gamma-Linolensäure stärkt die Hautbarriere und verhindert den Wasserverlust. Dies kann insbesondere für Frauen mit trockener und juckender Haut von Vorteil sein. Darüber hinaus kann Nachtkerzenöl bei der Behandlung von Neurodermitis eingesetzt werden.

BIOTIN ALS STÖRFAKTOR

Die Einnahme von Biotin kann Schilddrüsentests, insbesondere TSH-Tests, beeinflussen, indem sie zu ungenauen Ergebnissen führt. Daher ist das Absetzen von Biotin einige Tage vor der Blutabnahme wichtig.[40]

Cellulite

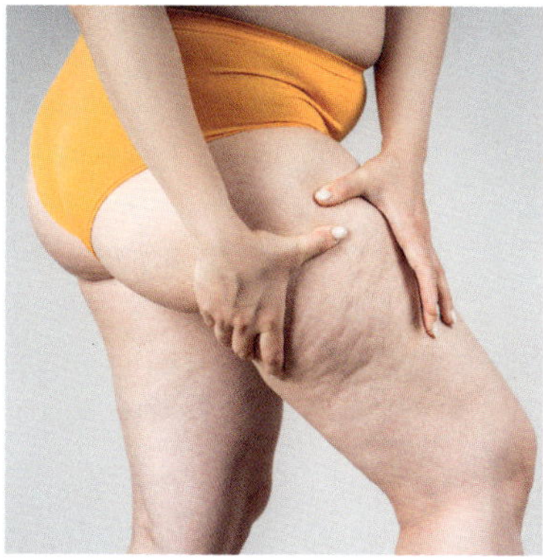

Cellulite, auch als Orangenhaut bekannt, ist eine strukturelle Veränderung der Haut, die durch Fettablagerungen und Bindegewebsschwäche verursacht wird.

Cellulite ist ein bekanntes und gehasstes Phänomen, das fast jede Frau betrifft. Sie entsteht, wenn das Unterhautfettgewebe in die oberen Hautschichten vordringt und das Hautbild ungleichmäßig wird. Es entstehen Beulen und Dellen. Die meisten Frauen bekommen im Laufe ihres Lebens diese »Orangenhaut«, vorwiegend an den Oberschenkeln und am Po. Die Entwicklung kann nicht vermieden werden, aber sie kann abgeschwächt oder verzögert werden. Unter anderem ist es wichtig, die Tiefenmuskulatur aufzubauen und so das Bindegewebe zu stärken. Dies kann beispielsweise durch regelmäßiges Krafttraining erreicht werden.[41]

Die Entwicklung von Cellulite wird durch eine Vielzahl von Faktoren beeinflusst, darunter hormonelle Veränderungen, die das Bindegewebe lockern, wie beispielsweise während der Schwangerschaft, Stillzeit oder durch die Einnahme der Antibabypille. Nach den Wechseljahren kann der Mangel an Östrogen ebenfalls die Bildung von weniger elastischen Bindegewebsfasern und eine vermehrte Wassereinlagerung im Gewebe fördern, was die Cellulite verstärkt. Des Weiteren können Schwankungen des Körpergewichts, genetische Veranlagung sowie Lebensstilfaktoren wie Rauchen, Bewegungsmangel und eine kalorien- und salzreiche Ernährung die Entwicklung und Verschlimmerung von Cellulite begünstigen.[42]

Wichtig zur Vorbeugung ist außerdem eine eiweißreiche Ernährung, da die Kollagenfasern aus Aminosäuren aufgebaut sind. Sport mit gezielten Kraftübungen für Bauch, Beine und Po kräftigt die Muskulatur und regt die Durchblutung an. Dadurch wird Wasser im Bindegewebe besser abtransportiert und Fettpolster abgebaut. Massagen mit sanftem Druck, entweder mit den Händen oder einer Bürste, aktivieren zudem den Stoffwechsel im Gewebe.

Welche Mikronährstoffe werden bei Cellulite empfohlen? Für die Festigkeit und Elastizität von Haut und Bindegewebe ist ein Eiweiß verantwortlich, das Kollagen. Es wird aus den Aminosäuren L-Prolin und L-Glycin gebildet. Diese Eiweißbausteine finden sich in Fleischprodukten, Kuhmilchprodukten, Fisch und Eiern. Pflanzliche Quellen sind Hülsenfrüchte, Getreideprodukte, Nüsse und Samen. Die über die Ernährung zugeführten Aminosäuren reichen jedoch häufig nicht aus, besonders bei starker Cellulite. Dann empfiehlt sich die Einnahme von Kollagenpräparaten und von Mikronährstoffen, die die Kollagenbildung unterstützen können. Hierzu gehört das Coenzym Q10, welches die Produktion von Kollagen anregt, die Pantothensäure und Vitamin C.

TIPP Kollagen wird in sogenannten Beauty-Drinks oder Ampullen angeboten. Wichtig sind eine längerfristige Einnahme und eine optimale Dosierung von bis zu zehn Gramm am Tag. Noch besser ist es, die Einzelbausteine – die Aminosäuren L-Prolin und L-Glycin – direkt einzunehmen.

Eine weitere wichtige Substanz für das Unterhautgewebe ist die Hyaluronsäure. Sie kann große Mengen Wasser binden. Etwa die Hälfte der im Körper vorhandenen Hyaluronsäure befindet sich in der Haut, sodass die Haut durch den hohen Feuchtigkeitsgehalt straff und glatt aussieht. Die Produktion von Hyaluronsäure nimmt im Alter stark ab. Im Vergleich zu 19-Jährigen ist bei 70-Jährigen nur noch ein Anteil von zwei Prozent Hyaluronsäure in der Haut nachweisbar, was erheblich zur Faltenbildung beiträgt. Auch UV-Licht spielt bei der Zerstörung von Hyaluronsäure-Ketten eine große Rolle. Die Einnahme von 120 bis 240 Milligramm verbessert die Hautfeuchtigkeit und kann eine Verringerung der Faltentiefe bewirken.

SCHON GEWUSST?

Hyaluronsäure wird in der ästhetischen Medizin zum Unterspritzen von Falten oder der Lippen angewandt. Da es sich um einen körpereigenen Stoff handelt, ist es wesentlich verträglicher als beispielsweise Botox, das ein echtes Gift ist. Dafür hält injiziertes Hyaluron jedoch in der Regel nur sechs bis zwölf Monate.

Silizium, auch Kieselerde genannt, regt die Bildung von Kollagen an und steigert die Aktivität von Enzymen in der Haut. Dadurch werden die Festigkeit und Elastizität der Haut verbessert und Falten reduziert. Silizium schützt außerdem vor Haarausfall und stärkt die Struktur der Nägel.

Die Darm-Haut-Achse

Es gibt eine enge Wechselwirkung zwischen Darmgesundheit und Hautzustand; das haben viele von Ihnen wahrscheinlich schon selbst beobachtet. Wer sich eine Weile nicht gut ernährt, merkt das auch an einem schlechten Hautbild, es entstehen Entzündungen, Pickel, Mitesser und Flecken. Akne, Ekzeme oder eine Schuppenflechte werden dann oft schlimmer. Denn die Aufnahme von Mikronährstoffen kann gestört sein. Der Darm ist über das Immunsystem eng mit der Haut verbunden und kann ihre Gesundheit maßgeblich beeinflussen. Ausreichende Mengen an Mikronährstoffen wie Probiotika, Zink und Vitamin D können die Darmflora unterstützen. Bei geschädigter Darmflora, zum Beispiel nach Antibiotikaeinnahme oder bei einseitiger Ernährung, kommt es zu Entzündungen, die sich im ganzen Körper auswirken, eben auch auf der Haut.[43]

Eine ballaststoffreiche Ernährung, fermentierte Lebensmittel und die Einnahme von Probiotika können das Hautbild verbessern. Darüber hinaus können entzündungshemmende Mikronährstoffe, wie zum Beispiel Omega-3-Fettsäuren, zur Regulierung des Gleichgewichts zwischen entzündungsfördernden und entzündungshemmenden Prozessen im Körper beitragen, was wiederum positive Auswirkungen auf die Gesundheit Ihrer Haut hat.

Hier haben wir noch einige Mikronährstoffempfehlungen, die sich spezifisch auf verschiedene Hautkrankheiten beziehen:

- **Neurodermitis:** Vitamin D, Zink, Omega-3-Fettsäuren, Gamma-Linolensäure, Probiotika, Präbiotika
- **Psoriasis:** Vitamin D, Zink, Vitamin A, C und E, Selen, Curcumin, Probiotika, Präbiotika
- **Akne:** Zink, Probiotika, L-Glutamin, Omega-3-Fettsäuren, Vitamin D

Empfohlene Mikronährstoffe für eine gesunde und strahlende Haut	
Mikronährstoffe	**Dosierung pro Tag**
Coenzym Q10	50 bis 100 mg
Biotin	2500 bis 5000 µg
Pantothensäure	100 bis 200 mg
Zink	8 bis 11 mg
Grüntee-Extrakt	250 bis 500 mg
Vitamin C	500 bis 1000 mg
Vitamin E	15 mg
Vitamin D	1000 IE
Beta-Carotin	15 bis 20 mg
Nachtkerzenöl	400 bis 3000 mg
Kieselerde (Silizium)	10 bis 20 mg
Probiotika	mindestens 10 Milliarden KBE
Omega-3-Fettsäuren	500 mg

SCHON GEWUSST?

Vitamin B_{12} kann zur Entstehung von Pickeln führen. Viele Frauen klagen über Hautunreinheiten, wenn sie ein Präparat einnehmen. Oft hilft es hierbei, die Dosis zu reduzieren, es nicht täglich zu nehmen oder eine andere Verbindung zu wählen: Es gibt Vitamin-B_{12}-Präparate nämlich als *Methylcobalamin, Hydroxycobalamin* oder *Cyanocobalamin*.

Haare und Fingernägel

Gepflegte und schöne Haare und Nägel sind für viele Frauen für das Selbstbewusstsein, die persönliche Ausstrahlung und das individuelle Wohlbefinden von großer Bedeutung. Daher ist es wichtig, Haare und Nägel optimal zu pflegen und zu versorgen. Auch hier haben Mikronährstoffe einen großen Einfluss.

Haarwachstum

Die Haare haben ursprünglich die Funktion der Wärmeisolation und des Schutzes vor Sonneneinstrahlung. Heute sind schöne, volle Haare vor allem ein Zeichen von Gesundheit, Attraktivität und Körperpflege. Daher ist das Thema Haarausfall besonders bei Frauen ein großes Problem. Eine gesunde Frau verliert zwischen 50 und 100 Haare pro Tag. Wenn es deutlich mehr sind, das Haar ausdünnt oder sich kahle Stellen bilden, spricht man von krankhaftem Haarausfall.[44]

Haarausfall kann erblich bedingt sein oder auf ernsthafte Erkrankungen wie Diabetes mellitus oder Schilddrüsenfunktionsstörungen zurückzuführen sein. Auch Hormonveränderungen in der Schwangerschaft und der Stillzeit oder nach dem Absetzen hormoneller Verhütungsmittel können Auslöser sein. Stress und ein Mangel an Mikronährstoffen können ebenfalls Haarausfall fördern. Bei einem hormonbedingten Haarverlust kommt es meist zu dem sogenannten kreisrunden Haarausfall. Manche Arten des Haarausfalls können zudem mit Juckreiz einhergehen.

Jegliche Art von Mangelernährung kann zu Haarausfall beitragen, da dann die Haarfollikel nicht die notwendigen Nährstoffe erhalten. Sie teilen sich rasend schnell und haben einen hohen Stoffwechselumsatz. Eiweiß, Fette, Kohlenhydrate, Spurenelemente und natürlich auch Mikronährstoffe sind dafür essenziell. Haare bestehen hauptsächlich aus dem Eiweiß Keratin. Vitamin D und Biotin (Vitamin B_7) werden für dessen Aufbau benötigt. Biotin beugt außerdem Haarbruch und Haarausfall vor. Es ist beispielsweise in Trockenhefe, Rinderleber und Eiern enthalten. Ein Mangel ist zwar selten, man sollte ihn aber auf jeden Fall ausschließen und ihm rechtzeitig vorbeugen.

Silizium, auch als Kieselerde bekannt, ist in Haaren, Haut und Nägeln enthalten. Ein hoher Siliziumgehalt in den Haarfasern verleiht dem Haar Glanz und kann Haarausfall reduzieren. Aminosäuren sind für den Aufbau des Haares von entscheidender Bedeutung. Sie sorgen dafür, dass das Haar hart und gleichzeitig elastisch bleibt: Es ist fest und doch formbar.

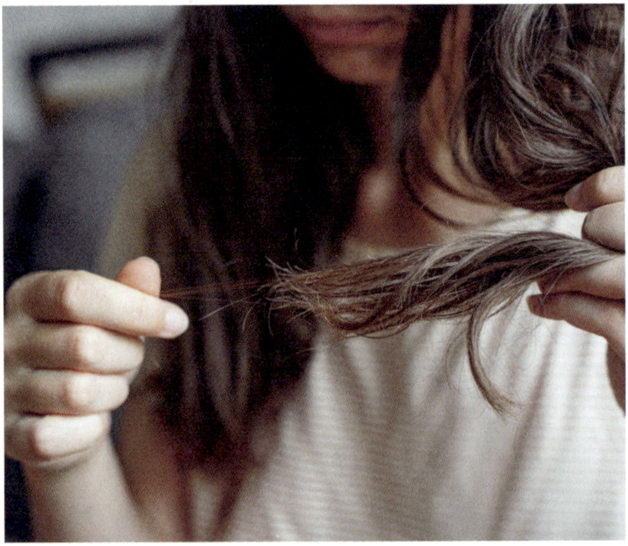

Das Thema Haarausfall beschäftigt viele Frauen und kann enorm belastend sein.

TIPP Bei Haarausfall ist eine Laborkontrolle sinnvoll. Dabei sollte neben der Untersuchung der Schilddrüsenwerte und des Blutzuckers auch ein Blutbild gemacht werden sowie die Werte Ferritin, Vitamin D und Biotin überprüft werden.

Omega-3-Fettsäuren verbessern die Feuchtigkeit von Haaren und Kopfhaut, stärken die Haarwurzel und wirken Haarausfall entgegen. Ein Haarverlust kann auch ein Anzeichen für einen Eisenmangel sein. Eisen ist wichtig für die Zellteilung und somit am Haaraufbau beteiligt. Da Eisen vorwiegend in tierischen Produkten vorkommt, haben Vegetarier und Veganer ein erhöhtes Risiko für einen Mangel. Ebenso wie beim Mineralstoff Zink, der auch ein wichtiger Nährstoff im Zellzyklus der Haare ist. Ein Mangel kann dazu führen, dass Haare frühzeitig ausfallen.

Mikronährstoffe für gesundes Haar		
Mikronährstoff	**Erklärung**	**Dosierung pro Tag**
Biotin (B_7)	B_7 ist ein notwendiger Cofaktor, der für das Zell- und somit Haarwachstum verantwortlich ist.	30 bis 100 µg
L-Cystein	Die Fasern im Haarkern bestehen aus Kreatin, welches der wichtigste Eiweißbestandteil von L-Cystein ist.	Es gibt keine spezifische empfohlene Dosierung. Normalerweise wird es durch die Proteinzufuhr in der Nahrung bereitgestellt.
Eisen	Ein Eisenmangel ist häufig die Ursache für einen diffusen Haarausfall bei Frauen.	nach Labormessung nur bei nachgewiesenem Mangel

L-Glutathion	Der Glutathion-Stoffwechsel spielt bei den biochemischen Prozessen in der körpereigenen Entgiftung eine herausragende Rolle und ist entscheidend an der Aufnahme von Aminosäuren in den Zellen beteiligt.	Es gibt keine spezifische empfohlene Dosierung. Die Bildung kann durch den Verzehr von Lebensmitteln gefördert werden, die reich an Schwefel sind (Knoblauch, Zwiebeln, Kreuzblütler).
Kalzium	Brüchige Haare können eine Folge von Kalziummangel sein.	1000 mg
Magnesium	Ein Magnesiummangel kann die Durchblutung im Haarwurzelbereich beeinträchtigen.	100 bis 300 mg (individuell mehr)
L-Tyrosin	Die Aminosäure ist am Aufbau von Melanin, unserem Pigment für Haut und Haare, beteiligt.	200 bis 500 mg Normalerweise wird es durch die Proteinzufuhr in der Nahrung bereitgestellt.
Vitamin-B-Komplex	Alle B-Vitamine stärken Haut und Haare, regulieren die Talgproduktion und aktivieren wichtige Stoffwechselprozesse der Haarwurzel.	Variiert je nach Produkt.
Zink	Das Spurenelement Zink ist an der Bildung von Kreatin, dem Hauptbestandteil unserer Haare und unserer Haut, sowie von Kollagen beteiligt.	15 mg

SCHON GEWUSST?

Warum werden Haare grau? Eigentlich gibt es keine grauen Haare, es gibt farbige und weiße Haare. Man spricht nur von grauen Haaren, weil die Kombination aus farbigen und weißen Haaren optisch einen Grauschimmer verursacht. Das körpereigene Farbpigment Melanin ist für die Haar-, Haut-, Augenfarbe verantwortlich. Die Melanine sind dunkelbraun bis schwarz und gelblich bis rötlich. Die individuelle Kombination der Melanine ergibt die natürliche Haarfarbe. Melanozyten produzieren das körpereigene Melanin mithilfe der Aminosäure L-Tyrosin. Im Alter wird weniger Melanin vom Körper gebildet. Anstelle von Melanin lagern sich Luftbläschen im Haar ab, wodurch es weiß erscheint. Das noch vorhandene Melanin wird außerdem blasser.

Die Veranlagung für graues Haar ist erblich bedingt. Manche Frauen ergrauen schon mit 20, andere erst mit 40. Neben Hormonen und Genen spielt auch der Lebensstil eine Rolle beim Verlust der Haarfarbe.[45] Oft hilft dann nur die Koloration, aber wir können auch selbst etwas dazu beitragen:

Eine erfolgreiche Behandlung von grauen Haaren zielt darauf ab, die Melaninproduktion wieder anzuregen und Vitalstoffmängel zu beseitigen. Oft kann eine gründliche Entsäuerung mit basischen Lebensmitteln, viel Wasser und Bewegung und eine Regeneration der Darmflora das Ergrauen zumindest verlangsamen. Auch ein Eiweißmangel kann ein frühzeitiges Ergrauen begünstigen. Achten Sie also auf viel hochwertiges Eiweiß in der Ernährung. Oft kann auch ein Aminosäurepräparat mit allen notwendigen Aminosäuren unterstützend eingesetzt werden. Und natürlich die Vorstufe des Pigments Melanin: die Aminosäure L-Tyrosin. 1000 Milligramm am Tag werden empfohlen, bei Einnahme von Schilddrüsenpräparaten sollten Sie allerdings vorher mit Ihrem Arzt sprechen.

Nägel

Nagelveränderungen sind wie ein Spiegel für verschiedene Veränderungen in unserem Körper: Mangelernährung, Alkoholmissbrauch, internistische Erkrankungen oder Mikronährstoffmängel machen sich am Nagelwachstum und am Aussehen der Nägel bemerkbar. Weiche, brechende oder splitternde Nägel sind meist Zeichen eines Nährstoffmangels, zum Beispiel an Eisen, Magnesium, Silizium, Zink oder B-Vitaminen.

SCHON GEWUSST?

Vegetarier und Veganer sind häufig von Nagelwachstumsstörungen betroffen, da über die Ernährung zu wenig Eisen, Zink und Selen, aber auch Aminosäuren aufgenommen werden.

Nagelwachstumsstörungen können durch einen Mangel an bestimmten Nährstoffen verursacht werden. Weiße Flecken auf den Nägeln deuten oft auf einen Zink- oder Selenmangel hin, während Löffelnägel, die muldenförmig eingesenkt und weich sind, durch Eisenmangel verursacht werden. Auch Querrillen können durch eine schlechte Ernährung und Mängel entstehen. Längsrillen, die mit dem Alter zunehmen, können bei Eisenmangel auftreten.[46]

Biotin fördert als Grundsubstanz von Kreatin das Wachstum der Nägel. L-Cystein ist ein wichtiger Baustein für die Nagelsubstanz. Es sorgt für die Festigkeit von Keratin ebenso wie Silizium (Kieselerde). Gute Kombipräparate enthalten diese wichtigen Nährstoffe. Man muss sie aber mindestens drei Monate lang nehmen, damit sie wirken.

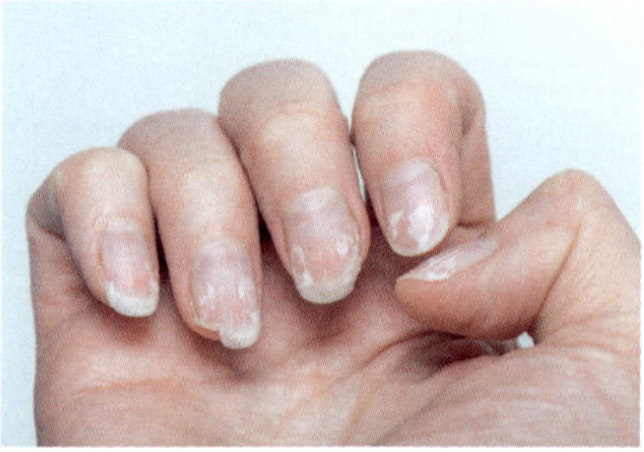

Brüchige und weiche Nägel können auf verschiedene Ursachen, zum Beispiel einen Nährstoffmangel, hindeuten.

Wichtige Mikronährstoffe für gesunde Nägel	
Mikronährstoff	**Dosierung pro Tag**
Biotin	300 bis 600 µg
Zink	10 bis 15 mg
Eisen	nur bei nachgewiesenem Mangel
Silizium	10 mg
Selen	30 bis 60 µg
L-Cystein	50 bis 100 mg

Mikronährstoffe für ein gesundes Immunsystem

Mikronährstoffe sind entscheidend für die Aufrechterhaltung eines gesunden Immunsystems und können auch bei der Behandlung und Prävention von Allergien bedeutend sein, besonders bei Frauen. Da das Immunsystem und allergische Reaktionen eng mit der hormonellen Gesundheit und dem Stoffwechsel von Frauen verbunden sind, ist eine ausgewogene Zufuhr von Mikronährstoffen unerlässlich.

Immunsystem

Das Immunsystem ist ein komplexes Netzwerk von Zellen, Geweben und Organen, das unseren Körper vor schädlichen Eindringlingen wie Bakterien, Viren und anderen Krankheitserregern schützt. Es fungiert als unsere körpereigene Verteidigungslinie. Von der Abwehrreaktion gegenüber krank machenden Erregern bis hin zur Erkennung und Vernichtung von Krebszellen – ohne ein starkes Immunsystem ist keine nachhaltige Gesundheit möglich!

ÜBERREAKTION DES IMMUNSYSTEMS

Wenn das Immunsystem fehlgeleitet wird oder überreagiert, kommt es zu chronischen Entzündungen oder Autoimmunerkrankungen. Das kann wiederum zu Hashimoto-Thyreoiditis, Erkrankungen aus dem rheumatischen Formenkreis oder Bluthochdruck, Herzerkrankungen oder folglich auch zu Übergewicht führen.

Die äußeren Barrieren, also die Haut, die Schleimhäute und vor allem die Darmschleimhaut, stellen den ersten Teil unseres Immunsystems dar. In der Darmschleimhaut befinden sich über 70 Prozent aller Immunzellen. Erst wenn der Erreger die äußeren Barrieren überwunden hat, beginnt die unspezifische Abwehr, das angeborene Immunsystem, zu arbeiten, indem es entsprechende Zellen in großen Mengen bereitstellt. Nachdem der Erreger identifiziert ist, startet die spezifische Abwehr, das erworbene Immunsystem, zum Schluss mit der Antikörperbildung.

Um all diese Systeme zu unterstützen, braucht der Körper Nährstoffe. Hierzu gehören Vitamine, Mineralstoffe, Spurenelemente und Aminosäuren.

Zink ist ein essenzieller Mineralstoff für die Erhaltung und Neubildung von Immunzellen. Diese Immunzellen helfen unserem Körper, Krankheitserreger wie Erkältungsviren aufzuspüren und zu bekämpfen. Außerdem behindert Zink das Eindringen der Viren. An den Schleimhäuten im Nasen-Rachenraum dockt Zink an den gleichen Stellen an wie die Erkältungsviren, sodass es zu einer direkten Abwehr führt. Hier sind Zink-Lutschtabletten eine gute vorbeugende Maßnahme. Am besten ist es, schon bei den ersten Erkältungssymptomen mit der Einnahme von Zink zu beginnen. In den ersten zwei bis drei Tagen kann man 75 bis 100 Milligramm Zink über den Tag verteilt einnehmen. Das hilft, die Dauer des Infektes zu verkürzen und die Symptome abzumildern. Auf lange Sicht sollte die Tagesdosis bei 15 bis 25 Milligramm liegen. Höhere Dosen können zu Nebenwirkungen wie Kopfschmerzen oder Geschmacksstörungen führen. Zink sollte idealerweise zu einer Mahlzeit mit viel Eiweiß eingenommen werden. Ballaststoffe oder Koffein können die Zinkaufnahme im Körper hingegen beeinträchtigen.[47]

Vitamin C ist ein echtes Power-Vitamin. Es unterstützt die körpereigenen Abwehrkräfte, indem es Abwehrzellen schützt und deren Lebensdauer verlängert. Während einer Erkältung sollte man täglich 1000 bis 2000 Milligramm Vitamin C über einen Zeitraum von fünf bis sieben Tagen einnehmen. Am besten verteilt man die Menge über den Tag, zum Beispiel drei- bis viermal 500 Milligramm. Nach den sieben Tagen ist eine Dosierung von 200 bis 500 Milligramm Vitamin C sinnvoll. Achtung: Zu viel Vitamin C auf einmal kann Übelkeit verursachen.

SCHON GEWUSST?

Es gibt zwar zahlreiche Gemüse- und Obstsorten mit hohem Vitamin-C-Gehalt. Aber sie erreichen bei Weitem nicht die empfohlenen Dosierungen bei Infektionen.

Ein entscheidender Faktor bei der Entwicklung bestimmter Immunzellen ist Vitamin D. Dadurch werden mehr Erreger oder mit Viren infizierte Zellen vernichtet. Erkältungsviren haben es dann schwerer, sich im Körper auszubreiten. Wenn Sie oft krank sein sollten, lohnt es sich, den Vitamin-D-Spiegel überprüfen zu lassen. Während einer Erkältung wird die Einnahme von 4000 Internationalen Einheiten empfohlen. Am besten zu einer leicht fetthaltigen Mahlzeit.

Selen ist ein wichtiges Antioxidans und entscheidend für die Infektabwehr. Für das weibliche Immunsystem ist es deswegen so gut, weil Selen die Funktion der weißen Blutkörperchen unterstützt.

Omega-3-Fettsäuren fördern das Immunsystem, indem sie entzündungshemmend wirken und die Funktion von Immunzellen verbessern.

Für die meisten wahrscheinlich nicht so geläufig: Nicht nur Vitamin C und Zink sind für starke Abwehrkräfte wichtig, auch Aminosäuren, also unsere Eiweißbausteine, leisten einen bedeutenden Beitrag. Sie sind nicht nur die Bausteine von Immunzellen und anderen Abwehrstoffen, sondern dienen auch als Energiequelle für diese Zellen. Während andere Zellen Kohlenhydrate zur Energiegewinnung nutzen, benötigen Immunzellen spezifische Aminosäuren wie L-Glutamin oder verzweigtkettige Aminosäuren (BCAAs). Eiweiße sind außerdem wichtige Bestandteile von Körperbarrieren wie der Darmschleimhaut. Sie bilden Verbindungen zwischen den Zellen, die *Tight Junctions*, und sorgen damit dafür, dass die Darmschleimhaut dicht ist und Krankheitserreger wie Viren und Bakterien nur schwer eindringen können.

WAS SIND TIGHT JUNCTIONS?

Die Tight Junctions (aus dem Englischen *tight* für »eng« und *junction* für »Zusammenfügung, Verbindung«) verbinden die Darmschleimhautzellen, um eine dichte Barriere zu schaffen. Man kann sich das vorstellen wie Fliesen, die durch den Kitt dicht und undurchlässig gemacht werden. Wenn die Tight Junctions jedoch aufbrechen, beispielsweise durch Medikamente, Schadstoffe, Erreger oder Stress, wird der Darm undicht und es können Nahrungsbestandteile oder Erreger die Barriere passieren und dadurch das Immunsystem aktivieren. Das ist das *Leaky-Gut-Syndrom (leaky,* »durchlässig« und *gut*, »Darm«). Messen kann man das über die Bestimmung von Zonulin, das beim Aufbrechen der Strukturen freigesetzt wird. Das hat auf Dauer fatale Konsequenzen: Allergien, eine erhöhte Infektanfälligkeit und chronische Erkrankungen sind die Folge.

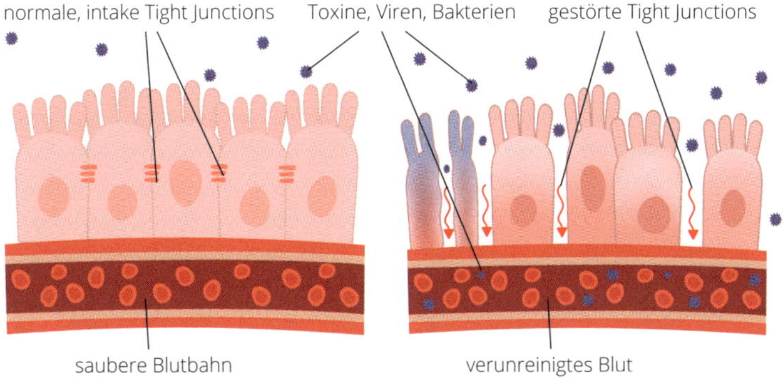

Vergleich zwischen einem normalen Darm (links) und einem durchlässigen Darm (rechts), bei dem unterschiedliche Partikel ins Blut geraten, die dort nicht hingehören.

Das Darm-Immunsystem wird außerdem stark beeinflusst über unsere Darmflora. Sie dient zum einen als Schutzbarriere. Zum anderen haben die Darmkeime engen Kontakt zum Darm-Immunsystem und trainieren es. Eine gut gepflegte Darmflora ist daher auch für unser Immunsystem wichtig. Hierbei sollten Sie vor allem zwei Dinge beachten: Ernähren Sie sich ballaststoffreich und qualitativ hochwertig mit wenig verarbeiteten Lebensmitteln. Und stärken Sie die Darmflora durch die Einnahme von Probiotika.

Eine Infektion führt zu einem erhöhten Aminosäure- beziehungsweise Eiweißbedarf. Manchmal ist es sinnvoll, den Mehrbedarf durch die Einnahme von einzelnen Aminosäuren zu decken: L-Glutamin ist der wichtigste Brennstoff für Immun- und Darmschleimhautzellen. Bei einem akuten Infekt werden 3000 Milligramm L-Glutamin pro Tag empfohlen, bei schweren Verläufen auch mehr. Nehmen Sie L-Glutamin als Pulver ein und mischen Sie es beispielsweise in einen Eiweißshake. L-Arginin regt die Teilung von Immunzellen, den Lymphozyten, an und fördert die Aktivität der Fresszellen, die wir für die Beseitigung von Erregern benötigen. Für die ausreichende Versorgung sollten Sie 3000 Milligramm pro Tag L-Arginin zu sich nehmen (Achtung: nicht bei Herpes einsetzen). L-Lysin ist am Aufbau von Bestandteilen des Immunsystems beteiligt und wirkt gegen Herpesviren.

LIPPENHERPES

Lippenherpes *(Herpes simplex)* ist eine unangenehme Angelegenheit. Das Kribbeln am Mund, die schmerzhaften Bläschen – all das ist sehr lästig. Nach einer Infektion treten die Herpes-Viren in eine Art Ruhezustand. Wenn das Immunsystem jedoch geschwächt ist, etwa durch eine Erkältung oder bei Stress oder Ekel, werden die Viren wieder aktiv. Sie vermehren sich und es kommt zu einem erneuten Herpes-Ausbruch. Leider kennen das wahrscheinlich viele von Ihnen: Im entscheidenden Moment vor einer Prüfung oder vor der Hochzeit kommen die Bläschen. Oder auch nach einer ekeligen Situation können manche die Uhr danach stellen. Und noch dazu ist Lippenherpes ansteckend. Hilfe gibt es mit Zinksalben oder auch Kieselerde, manche setzen auch Honig, Propolis oder Aloe vera ein. Aber es gibt noch einen besseren Weg:

Das Herpes-Virus ernährt sich nämlich von der Aminosäure L-Arginin. Eine andere Aminosäure, das L-Lysin, kann jedoch verhindern, dass L-Arginin in die Zelle kommt, das Virus hungert dann sozusagen aus.[48] Es ist also wichtig, bei den ersten Anzeichen zum einen wenig L-Arginin zuzuführen, das heißt: wenig Nüsse, Schokolade, Schweinefleisch oder Soja. Zum anderen kann man L-Lysin hoch dosiert einnehmen: beim ersten Kribbeln zum Beispiel dreimal zwei Gramm L-Lysin über den Tag verteilen. Das kann man einige Tage fortführen, und wer zu häufigem Herpes neigt, kann auf Dauer 500 bis 1000 Milligramm einnehmen. Zusätzlich ist Zink sinnvoll, da es das Immunsystem und die Schleimhäute unterstützt.

Es ist erwiesen, dass eine ausgewogene Ernährung und die Einnahme von Mikronährstoffen Herpes vorbeugen. Ebenso wichtig ist es, Stress zu vermeiden, denn dieser kann die Ausbrüche fördern.

Und ganz wichtig zu wissen: L-Lysin ist bei der Behandlung von Gürtelrose *(Herpes zoster)* nur bedingt wirksam. Es handelt sich um ein Virus, das zwar zur Herpes-Familie gehört. Bislang konnte die gute Wirkung allerdings nur für das Herpes-simplex-Virus nachgewiesen werden, nicht für Herpes zoster.

Die Aminosäure N-Acetylcystein ist ein hervorragendes Mittel gegen festsitzenden Husten. Es wirkt aber auch antioxidativ, entgiftet den Körper und hemmt Entzündungen. 200 bis 600 Milligramm pro Tag sind ausreichend. Am besten nehmen Sie die Dosis morgens und mittags.

TIPP

Die Aminosäure L-Methionin säuert den Urin an, wenn man es täglich in einer Dosierung von 1500 bis 3000 Milligramm ergänzt. Diesen Effekt nutzt man bei akuten Harnwegsinfektionen. In einer sauren Umgebung vermehren sich krank machende Bakterien schlechter.

Bei einem leichten Infekt ist eine eiweißreiche Ernährung der beste Weg, um den Mehrbedarf zu decken. Gut geeignet sind zum Beispiel Fisch, eiweißreiche Kuhmilchprodukte oder Hülsenfrüchte. Bei schweren Infekten sind hochwertige Eiweißpräparate oder einzelne Aminosäuren eine sinnvolle Option, um den Bedarf zu decken.

Zusätzlich zu Vitaminen, Mineralstoffen und Aminosäuren können Pflanzenstoffe unser Immunsystem positiv beeinflussen. Beta-Glucan aus Hefe aktiviert das Immunsystem, indem es die Abwehrreaktion an den Schleimhäuten steigert und zur Antikörperbildung anregt. Bei einer Erkältung können täglich 250 bis 900 Milligramm Beta-Glucan in Form von Nahrungsergänzungsmitteln eingenommen werden. Efeu gilt als traditionelle Heilpflanze zur Behandlung von Erkältungssymptomen. Efeuextrakt wirkt schleimlösend, krampflösend und erweitert die Atemwege. Deswegen wird er gern als Hustensaft eingesetzt.

Mikronährstoffempfehlungen zur Stärkung der Immunabwehr	
Mikronährstoff	**Dosierung pro Tag**
Zink	15 bis 20 mg
Vitamin C	1000 bis 2000 mg
Vitamin D	2000 IE
Selen	100 µg
L-Glutamin	3000 mg
L-Arginin	3000 mg
Beta-Glucan	250 bis 900 mg
Probiotika	mindestens 10 Milliarden KBE
N-Acetylcystein	200 bis 600 mg

TIPP

Soforthilfe bei ersten (grippalen) Infekt-Anzeichen können folgende Mikronährstoffe bieten: 2000 Milligramm Vitamin C über den Tag verteilt; 100 Milligramm Zink über den Tag verteilt; L-Glutamin zweimal drei Gramm.

Autoimmunerkrankungen

Autoimmunerkrankungen sind Erkrankungen, bei denen das Immunsystem fälschlicherweise gesundes Gewebe im Körper angreift. Statt Krankheitserreger zu bekämpfen, greift das Immunsystem körpereigene Zellen und Organe an und löst damit Entzündungen und verschiedene Symptome aus. Autoimmunerkrankungen können viele Teile des Körpers betreffen. Zu den Erkrankungen gehören zum Beispiel die Hashimoto-Thyreoiditis der Schilddrüse, die Multiple Sklerose, Formen von Rheuma, chronisch entzündliche Darmerkrankungen, *Lupus* und Diabetes mellitus Typ 1. Bei allen diesen Erkrankungen finden wir ein überschießendes und fehlgeleitetes Immunsystem. Die Ursachen hierfür können vielfältig sein.

Neben der genetischen Veranlagung können Viruserkrankungen, Impfungen, chronischer Stress, Umweltfaktoren oder Mikronährstoffmängel eine Ursache für eine Autoimmunerkrankung sein. Auch das Leaky-Gut-Syndrom wird als Ursache diskutiert. Wissenschaftler gehen davon aus, dass das Zusammenwirken verschiedener Faktoren eine Autoimmunerkrankung verursacht.[49]

Mikronährstoffe können dabei helfen, das Immunsystem zu regulieren, etwaige Mängel auszugleichen, Entzündungen zu hemmen oder die Darmgesundheit zu fördern. Die wichtigsten Nährstoffe sind Vitamin D und Omega-3-Fettsäuren.

OMEGA-3 UND VITAMIN D ALS KOMBINATION

In einer neueren Studie wurde nachgewiesen, dass die regelmäßige Einnahme von 1500 Milligramm Omega-3-Fettsäuren und 2000 Internationalen Einheiten Vitamin D über fünf Jahre das Erkrankungsrisiko für eine Autoimmunerkrankung senkt.[50]

Auswahl von Mikronährstoffen bei Autoimmunerkrankungen	
Mikronährstoff	**Dosierung pro Tag**
Vitamin D	2000 IE
Omega-3-Fettsäuren	1500 mg
Zink	15 mg
Probiotika	10 Milliarden KBE
Curcumin	50 bis 100 mg

Unterstützend bei Autoimmunerkrankungen finden Sie hier eine Tabelle mit entsprechenden Empfehlungen. Wenn Sie unter einer Autoimmunerkrankung leiden, sollten Sie die Einnahme von Mikronährstoffen allerdings immer ärztlich abklären.

Allergien

Allergien sind Immunreaktionen auf normalerweise harmlose Substanzen wie Pollen, Nahrungsmittel oder Tierhaare oder vielmehr die Milben, die auf den Tierhaaren leben. Auswirken können sie sich beispielsweise in einem Niesanfall, einer Dauerschniefnase, Augentränen oder gar Luftnot und dauerndem Husten. Oft weist auch eine nicht endende Müdigkeit auf eine Allergie hin. Allergien sind ein weitverbreitetes Gesundheitsproblem, das in den letzten Jahrzehnten weltweit stark zugenommen hat.[51]

Es gibt viele Formen von allergischen Erkrankungen, von der saisonalen Niesattacke bis hin zu lebensbedrohlichen Reaktionen auf bestimmte Lebensmittel, Medikamente oder Bienenstiche. Eine gezielte Mikronährstofftherapie ist eine effektive Methode, um den Umgang mit Allergien zu verbessern.

Eine Allergie ist eine Immunreaktion auf körperfremde Substanzen. Beispiele hierfür sind Pollen, Tierhaare oder Insektengift. Beim Kontakt mit dem Allergen wird Histamin freigesetzt, was für die typischen Allergiesymptome verantwortlich ist. Dazu zählen Juckreiz, Tränenfluss, Schwellungen, Ausschlag oder sogar Asthma. Die Ursachen von Allergien sind sehr vielfältig: Die Genetik spielt eine große Rolle bei der Entstehung von Allergien. Kinder, deren Eltern bereits Allergiker sind, haben ein höheres Risiko, selbst eine Allergie zu entwickeln. Außerdem ist es wahrscheinlicher, dass jemand eine Allergie entwickelt, je länger er einem möglichen Allergen ausgesetzt ist. Zudem kann eine übertriebene Hygiene im Kindesalter das Allergierisiko auch im Erwachsenenalter negativ beeinflussen. So zeigen Studien, dass Kinder, die auf einem Bauernhof aufgewachsen sind, seltener an Allergien und Asthma leiden als Stadtkinder.[52] Die Ernährung während der Schwangerschaft und in den ersten Lebensjahren kann einen Einfluss auf die Entwicklung von Allergien haben. Ein Mangel an Vielfalt in der Ernährung oder die Einführung bestimmter Nahrungsmittel zu früh oder zu spät kann das Allergierisiko erhöhen.[53] Außerdem kommen noch andere Faktoren hinzu: Ernährung und Alter, chronischer Stress und Störungen im Bereich des Darms.

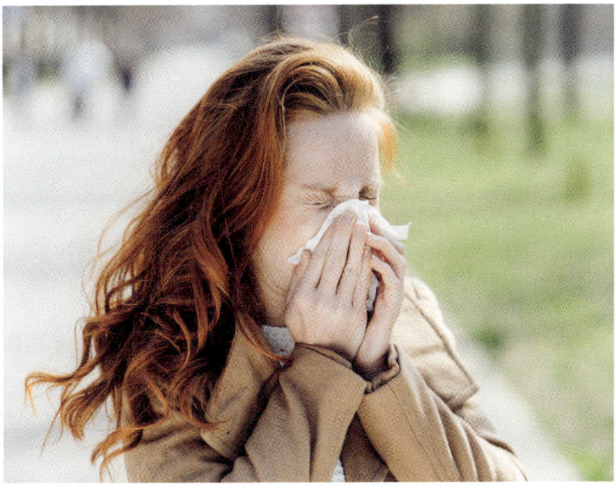

Die typische Schniefnase bei saisonaler Allergie: eine äußerst lästige Angelegenheit

DIE BEDEUTUNG DES DARMS BEI ALLERGIEN

Der Darm ist das zentrale Immunorgan. Hier befinden sich 70 bis 80 Prozent der Immunzellen. Ist das Abwehrsystem im Darm jedoch geschädigt, die Darmbakterien nicht mehr vielfältig (liegt also eine verminderte Diversität vor) oder ist gar der Darm undicht (Leaky-Gut-Syndrom), dann kommt es zu einer Überlastung des Darm-Immunsystems und es bilden sich Entzündungen und Allergien. Kurz gesagt: Eine Allergie entsteht im Darm. Es ist von entscheidender Bedeutung, den Darm zu pflegen und die Schleimhäute zu unterstützen. Nur auf diese Weise kann gewährleistet werden, dass der Körper über eine effektive Barriere verfügt.

Es gibt zahlreiche Ursachen für die Zerstörung der Darmbarriere. Man nennt dies Leaky-Gut-Syndrom oder *Permeabilitätsstörung*. Eine der wichtigsten Ursachen dafür ist die Einnahme von Antibiotika. Einige zerstören die Darmflora sogar dauerhaft. Insbesondere bei Kindern, die Antibiotika erhalten haben, besteht ein erhöhtes Risiko, dass sich im Erwachsenenalter eine Allergie entwickelt. Daher ist es besonders wichtig, während einer Antibiotikaeinnahme schon Probiotika zuzuführen: Präparate mit Darmbakterien, die lebend in den Darm gelangen, um sich dort zu vermehren. Achten Sie bei der Einnahme auf einen Abstand von zwei Stunden zum Antibiotikum. Weitere Ursachen können übertriebene Hygiene, einseitige Ernährung, Schmerzmittel, Schadstoffe aus der Umwelt oder Stress sein.

Antihistaminika schaffen in der Regel schnell Abhilfe, indem sie die Histamin-Ausschüttung aus den Mastzellen hindern und so die Symptome kurzzeitig lindern. Allerdings treten häufig Nebenwirkungen wie Kopfschmerzen oder Müdigkeit auf. Eine weitere Möglichkeit ist die *Hyposensibilisierung*, bei der der Körper schrittweise an das Allergen gewöhnt wird und eine Toleranz ausbildet.

Mikronährstoffe können bei Allergien auf vielfältige Weise unterstützen. Sie stabilisieren das Immunsystem, hemmen Entzündungen, senken den Histamin-Spiegel und stabilisieren das Darm-Immunsystem. Sie helfen auch, die Schleimhaut zu schützen.

Die Aminosäure L-Glutamin hilft, Histamin abzubauen und die Immun- und Darmschleimhautzellen zu ernähren. Wichtig ist die hoch dosierte Einnahme von mindestens zwei Gramm pro Tag, am besten sogar zweimal drei Gramm pro Tag zur Allergie-Saison oder dauerhaft. Nehmen Sie L-Glutamin nicht zu warmen Speisen oder Getränken ein, da die Aminosäure darauf sehr empfindlich reagiert. Bei den hohen Dosierungen empfiehlt sich die Einnahme als Pulver.

Vitamin C senkt ebenfalls den Histamin-Spiegel, unterstützt das Immunsystem und wirkt antioxidativ. Die Empfehlung liegt bei maximal zwei Gramm pro Tag, am besten in Einzeldosen über den Tag verteilt eingenommen. Zink ist wichtig für die Abwehrzellen und die Darmbarriere. 10 bis 15 Gramm sollten es pro Tag sein. Ebenso hilft Vitamin D, das Immunsystem und Entzündungen zu kontrollieren. Hier werden 2000 bis 4000 Internationale Einheiten täglich empfohlen. Pflanzenstoffe wie Schwarzkümmel hemmen entzündungsfördernde Botenstoffe und regulieren das Immunsystem. Quercetin aus Äpfeln, Beeren und Zwiebeln ist ein entzündungshemmender Pflanzenstoff, der ebenfalls bei allergischen Beschwerden helfen kann.

Einen wichtigen Beitrag zur Entzündungshemmung bei Allergikern leisten Omega-3-Fettsäuren. Am besten ergänzen Sie eine Omega-3-reiche Ernährung durch ein gutes Omega-3-Präparat, zum Beispiel als Öl. Eine Dosierung von mindestens 1000 Milligramm EPA pro Tag sollten Sie zu sich nehmen.

Probiotika stärken die Darmbarriere und beeinflussen das Darm-Immunsystem, indem sie eine Überreaktion abmildern. Man kann durch frühzeitige und regelmäßige Einnahme Symptomen wie einer verstopften oder laufenden Nase entgegenwirken. Probiotische Bakterien sind zum Beispiel in Joghurt oder Sauerkraut enthalten. Alternativ und besser wirksam sind probiotische Präparate. Probiotika brauchen Futter, das sie durch den Abbau von Ballaststoffen erhalten. Dabei entsteht unter anderem Buttersäure, die zusätzlich entzündungshemmend wirkt und daher auch die Symptome einer Allergie verbessert. Typische Ballaststoffe sind resistente Stärke, Inulin oder Akazienfasern.

Mikronährstoffe sind also essenziell für ein starkes Immunsystem und können allergische Symptome effektiv und langfristig lindern. Eine ausgewogene Zufuhr von Vitaminen, Pflanzen- und Mineralstoffen und Omega-3-Fettsäuren reduziert Entzündungen und mildert die Reaktion des Körpers auf allergische Reize. In der abschließenden Tabelle sind alle Mikronährstoffe für Allergien noch mal übersichtlich aufgelistet.

Auswahl von Mikronährstoffen bei Allergie	
Mikronährstoff	**Dosierung pro Tag**
L-Glutamin	2 bis 6 g
Zink	10 bis 15 mg
Vitamin D	2000 IE
Omega-3-Fettsäuren (EPA)	1000 mg
Schwarzkümmel	400 bis 1500 mg
Quercetin	250 bis 750 mg
Vitamin C	bis zu 2000 mg

Mikronährstoffe für die Darmgesundheit

Verdauung ist für viele Frauen immer noch ein Tabu-Thema. Dabei ist die Verdauung oft ein großes Problem. Viele haben mit Verstopfung oder Durchfall zu kämpfen, oft im Wechsel. Dazu kommen Blähungen. Wenn man nicht regelmäßig verdaut und das Gefühl hat, dass nicht alles entleert wird, hat man im wahrsten Sinne des Wortes kein gutes Bauchgefühl.

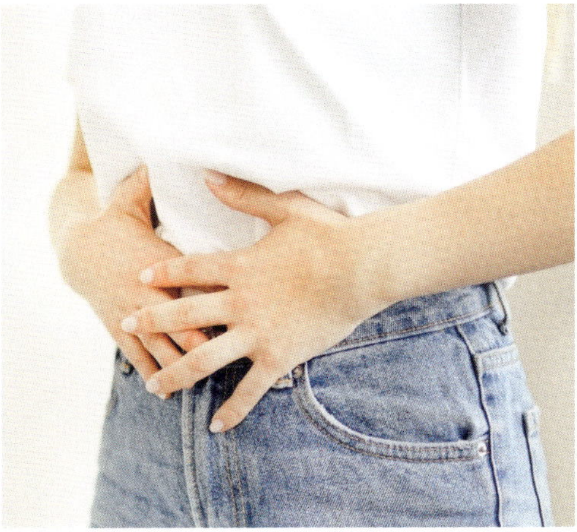

Ein gesunder Darm ist der Schlüssel zu Ihrem Wohlbefinden.

Oft gehen Verdauungsprobleme sogar mit anderen Beschwerden einher, nicht nur mit Bauchschmerzen und Blähungen. Müdigkeit, Antriebslosigkeit oder psychosomatische Beschwerden bis hin zu einer depressiven Verstimmung sind ebenfalls möglich. Grund dafür ist das Zusammenspiel zwischen Gehirn und Darm.

Frauen sind öfter von chronischer Verstopfung, Durchfallneigung, Blähungen, Völlegefühl und Reizdarm betroffen. Auch der Magen entleert sich langsamer als bei Männern.[54] Das liegt insbesondere am Hormonhaushalt, denn Hormon- und Verdauungssystem sind eng miteinander verbunden. Junge Frauen haben oft eine langsamere Entleerung des Darms. Mit zunehmendem Alter normalisiert sich das im Regelfall.

Stress, ein ungesunder Lebensstil und ungünstige Essgewohnheiten sind die Hauptursachen für Verdauungsprobleme, sofern sie nicht aufgrund einer anderen Krankheit auftreten. Eine hohe Stressbelastung bringt die normale Verdauung aus dem Gleichgewicht. Das führt zu Problemen wie Verstopfung, Durchfall, Bauchschmerzen oder Übelkeit. Viele Frauen vermeiden es, außerhalb ihres Zuhauses auf die Toilette zu gehen. Das kann zu Verstopfung führen, weil sie den Drang zum Stuhlgang unterdrücken, klassisch zum Beispiel im Urlaub.

Der weibliche Zyklus spielt eine entscheidende Rolle. Zwischen den Zyklustagen 4 und 14 steigt der Östrogenspiegel an. Das führt nicht nur zur Bildung der Gebärmutterschleimhaut, sondern auch zu Wassereinlagerungen, verstärkter Darmaktivität und Blähungen. Kurz vor dem Eisprung sinkt der Östrogenspiegel, während der Progesteronwert steigt, und die Dickdarmpassage verlangsamt sich wieder. In dieser Phase kann es vermehrt zu Verstopfung kommen.

Unsere Verdauung

Die Verdauung beginnt mit dem Kauen und Einspeicheln. Bereits dies macht etwa 30 Prozent der gesamten Verdauungsleistung aus. Die Magensäure tötet schädliche Erreger ab und aktiviert das *Pepsin*, welches große Eiweißteile spaltet. Die Säure ist also enorm wichtig für die Verdauung insgesamt. Deshalb ist es so ungünstig, Magensäureblocker dauerhaft als Medikament einzunehmen.

TIPP Für Personen mit einem Mangel an Magensäure kann der Magenbitter nach dem Essen gegen ein Völlegefühl helfen. Bittertropfen, die vor dem Essen eingenommen werden, haben den Vorteil, keinen Alkohol zu enthalten, und bieten somit eine natürliche Lösung.[55]

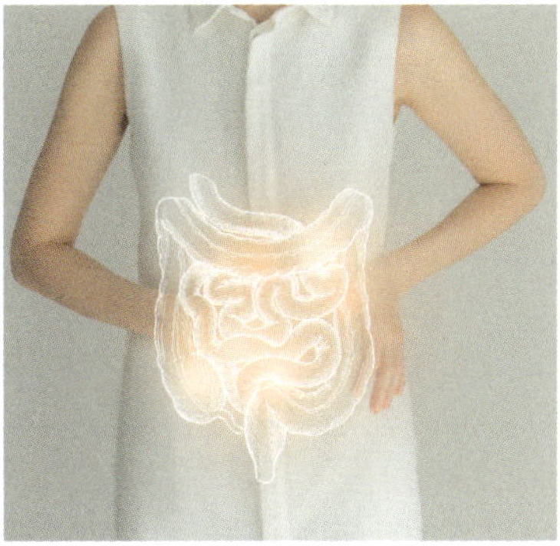

Der Dünndarmsist der zentrale Ort der Nährstoffaufnahme im Verdauungssystem.

Im Dünndarm wirken dann weitere Verdauungsenzyme: die Enzyme der Bauchspeicheldrüse, die Laktase, der Fruktosetransporter (GLUT5) oder die DAO (Diaminoxidase). Laktase spaltet den Milchzucker, also die *Laktose*, die GLUT5 transportiert den Fruchtzucker, die *Fruktose*, und die DAO baut Histamin ab. Die komplexen Nahrungsmoleküle wie Eiweißketten oder Kohlenhydrate werden von ihnen aufgebrochen und die Aminosäuren oder Glukose gelangen durch die Darmwand ins Blut. Enzyme brauchen die sogenannten Cofaktoren, also Vitamine und Mineralstoffe, damit sie optimal arbeiten können. Hierzu gehören insbesondere die Vitamine B_6, B_{12} und Folsäure, aber auch Zink und Kupfer.

SCHON GEWUSST?

Bei Laktose-, Histamin- oder Fruchtzuckerintoleranz ist es wichtig, auch die entsprechend beteiligten Mikronährstoffe (die Cofaktoren) im Labor zu kontrollieren und bei einem Mangel zu substituieren.

Im Dickdarm kommt normalerweise keinerlei verwertbare Nahrung mehr an. Hier wird nur Wasser aufgenommen, der Stuhl eingedickt und die Ballaststoffe, die nicht von Enzymen gespalten werden, von den Bakterien zersetzt. Eine wichtige Voraussetzung hierfür ist eine gut funktionierende Darmflora, auch als Mikrobiom bekannt. Einige Bakterien sind in der Lage, die Faserstoffe zu zersetzen und dadurch andere Bakterien mit Nahrung zu versorgen.

SCHON GEWUSST?

Fermentierte Lebensmittel wie Sauerkraut, Kefir oder sauer eingelegtes Gemüse sind gut für den Darm, da sie viele Milchsäurebakterien enthalten.

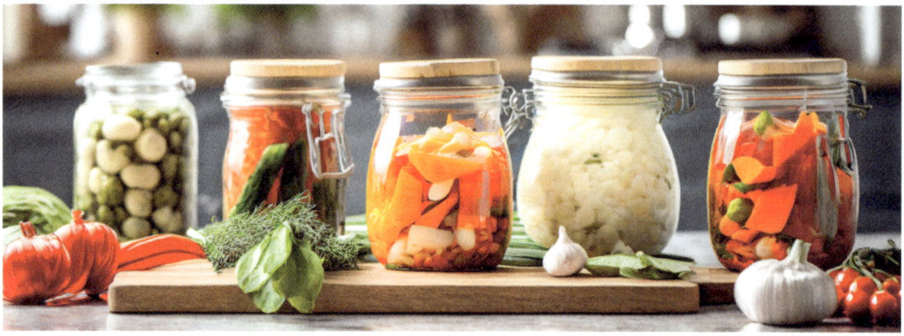

Fermentierte Lebensmittel fördern die Darmgesundheit, da sie probiotische Bakterien enthalten.

Wenn diese Bakterien fehlen, kommt es zu Blähungen, Krämpfen oder Verstopfung. Man hat das Gefühl, man vertrage Ballaststoffe nicht gut. Typisch ist, dass man am Abend keine Rohkost verträgt.

Das Mikrobiom kann man durch die Einnahme von guten Bakterien stärken, den Probiotika.

TIPP

In den meisten probiotischen Lebensmitteln sind zwar probiotische Kulturen vorhanden, häufig gelangen diese jedoch nicht in ausreichender Menge lebend in den Dickdarm. Deshalb ist es wichtig, ein Probiotikum von geprüfter Qualität einzunehmen. Achten Sie darauf, ein Produkt mit möglichst großer Menge und Vielfalt an Bakterienstämmen zu verwenden.

Für eine Verstopfung kann es verschiedene Gründe geben: Entweder ist die Muskulatur im Darm einfach zu träge. Oder es gibt Störungen im Nervensystem, zum Beispiel bei Serotonin- oder Magnesiummangel.

Durch Flüssigkeitszufuhr kommt es zu einer Erhöhung des Stuhlvolumens und damit zu einer Dehnung im Darm. Dies regt die Darmbewegungen an. Mehr Wasser trinken ist daher die Basis für eine gute Verdauung. Und um dann die Flüssigkeit im Darm zu halten, brauchen wir quellfähige Ballaststoffe, zum Beispiel Flohsamen. Sie sind in der Lage, sehr viel Wasser zu binden, und verbessern so die Verdauung.

TIPP Flohsamen oder besser Flohsamenschalen kann man sowohl bei Verstopfung als auch bei Durchfall einsetzen! Bei Durchfall können sie mit wenig Flüssigkeit, bei Verstopfung mit viel Flüssigkeit eingenommen werden.

Magnesium entspannt die Darmmuskulatur und ist daher ein wichtiger Grundbaustein für eine gute Verdauung und eine erste Behandlungsmethode gegen Verstopfung. Allerdings kann eine zu hohe Magnesiumzufuhr wiederum zu Durchfällen führen. Es gibt keine allgemeingültige Dosierungsempfehlung für Magnesium, da die Durchfallgrenze individuell sehr unterschiedlich ist.

Auch das Thema Durchfälle ist für Frauen von großer Wichtigkeit. Es gibt viele Ursachen dafür, und die Symptome sind vielfältig. Ständige Durchfälle können dazu führen, dass wichtige Mikronährstoffe ausgeschieden werden. Das kann zu Mangelerscheinungen führen. Wiederkehrende Durchfälle können mit einem hormonellen Ungleichgewicht zu tun haben, zum Beispiel mit einer Schilddrüsenfehlfunktion.

Besonders eine Schilddrüsenüberfunktion ist dafür verantwortlich, aber auch bei einer Unterfunktion kann es zur Verstopfung oder zu Durchfällen kommen. Bei der Hormonveränderung in den Wechseljahren kann es zudem zu einer Fehlbesiedlung im Darm kommen, was dann Durchfälle auslöst. Aber auch Stress, Ärger oder Nahrungsmittelunverträglichkeiten sind häufig die Ursache. Ebenso sollte ein Reizdarmsyndrom in Erwägung gezogen werden. Wenn Durchfälle mehrfach am Tag auftreten und regelmäßig erfolgen, muss selbstverständlich auch eine ernste Erkrankung ausgeschlossen werden.

Die Basis einer guten Verdauung ist die ausreichende Trinkmenge, viel Bewegung und eine ballaststoffreiche Ernährung. Kommt es trotzdem zu Problemen, ist die Versorgung mit Mikronährstoffen sinnvoll.

Auswahl von Mikronährstoffen für eine gesunde Verdauung	
Flohsamenschalen oder Akazienfasern	bei Durchfall 1 bis 2 Esslöffel pro Tag, hier nicht zu viel Flüssigkeit dazu, bei Verstopfung mit viel Flüssigkeit
Magnesium	entspannt die Muskulatur des Verdauungstraktes und fördert so eine normale Darmfunktion (150 mg oder individuell mehr)
Probiotika	für eine gesunde Darmflora (10 Milliarden KBE)

Die Bedeutung von Mikronährstoffen bei Reizdarmbeschwerden

Haben Sie Bauchschmerzen, Blähungen, Verstopfung oder Durchfall, unregelmäßigen Stuhlgang oder das Gefühl, den Darm nicht richtig entleeren zu können? Dann könnte es sich um das Reizdarmsyndrom handeln, eine komplexe Magen-Darm-Funktionsbeeinträchtigung, die viele Menschen vor große Herausforderungen stellt. Die vielfältigen Symptome können das tägliche Leben stark beeinträchtigen. Oft kommen auch Stimmungsschwankungen bis hin zu Depressionen hinzu, was die Situation zusätzlich erschwert.

Das Reizdarmsyndrom (oder kurz IBS für *Irritable Bowel Syndrome*) ist eine häufige Störung im Magen-Darm-Trakt, die Millionen von Menschen weltweit betrifft. In Industrieländern sind es circa zehn bis fünfzehn Prozent der jeweiligen Bevölkerung. Zudem sind Frauen doppelt so häufig betroffen wie Männer. Es handelt sich um eine chronische Erkrankung, die oft durch lang anhaltende Bauchschmerzen, Blähungen, Durchfall oder Verstopfung sowie wechselnde Stuhlgewohnheiten gekennzeichnet ist.[56] Grundsätzlich werden drei Typen des Reizdarmsyndroms unterschieden:

- Reizdarm mit vorwiegend Durchfall
- Reizdarm mit vorwiegend Verstopfung
- Blähungsreizdarm

Die genauen Ursachen des Reizdarms sind bisher nicht vollständig verstanden. Die Symptome können bei jedem Betroffenen unterschiedlich sein, was eine eindeutige Diagnose und Behandlung erschweren kann. Es ist jedoch wichtig festzustellen, dass das Reizdarmsyndrom eine Krankheit ist, bei der organische Erkrankungen wie Tumore, Entzündungen oder *Divertikel* zunächst ausgeschlossen werden müssen, bevor sie diagnostiziert wird.

KRITERIEN ZUR DIAGNOSE EINES REIZDARMSYNDROMS

Die in Rom 1989 erstmalig aufgestellten Rom-IV-Kriterien erlauben die ärztliche Diagnose eines Reizdarmsyndroms, wenn folgende Kriterien erfüllt sind:

- Beginn der Beschwerden mindestens sechs Monate vor Diagnosestellung
- Beschwerden an durchschnittlich mindestens einem Tag pro Woche in den letzten drei Monaten
- Wiederkehrende Bauchschmerzen in Verbindung mit mindestens zwei der folgenden Kriterien:
  - Zusammenhang mit der Stuhlentleerung
  - Änderung der Stuhlfrequenz
  - Veränderung der Stuhlkonsistenz[57]

Die möglichen Ursachen für die Entwicklung eines Reizdarms sind komplex und können auf verschiedene Faktoren zurückgeführt werden, dazu zählen erbliche Veranlagung, Stress, ungesunde Ernährung, Störungen der Darmflora und der Darmbarriere. Außerdem können Magen-Darm-Infektionen, Einnahme von Medikamenten (vor allem Antibiotika), Störungen im Darm-Immunsystem und Empfindlichkeit des Darm-Nervensystems eine Rolle spielen. All das kann zu unterschiedlichen weiteren Problemen wie einer Laktoseintoleranz, einer Fruktosemalabsorption oder anderen Nahrungsmittelunverträglichkeiten führen.

SCHON GEWUSST?

Fruktoseintoleranz versus Fruktosemalabsorption: Die *hereditäre Fruktoseintoleranz* ist eine schwere angeborene Fruchtzuckerunverträglichkeit. Hiervon muss man die Fruktosemalabsorption abgrenzen, die erworbene Fruchtzuckerunverträglichkeit.

Die Darm-Hirn-Achse und das Bauchhirn

Besonders interessant ist der Zusammenhang zwischen Stress und Reizdarm. Sie kennen wahrscheinlich den Satz »Stress schlägt auf den Magen«. Schon lange ist bekannt, dass Gehirn und Darm eng zusammenarbeiten. Immerhin ist das Gehirn aus den gleichen Zellen entstanden wie der Darm.

Das Bauchhirn ist ein komplexes Nervengeflecht, das den gesamten Magen-Darm-Trakt durchzieht und Verbindungen zwischen Gehirn und Darm in beide Richtungen ermöglicht. Es ist ein zweites Gehirn, das oft als solches bezeichnet wird. Allerdings kann es auch unabhängig vom zentralen Nervensystem arbeiten. Stress kann über verschiedene Kommunikationswege zu vermehrter Darmbewegung führen, was oft zu Durchfall, Krämpfen und Blähungen führt. Langfristig kann Stress die Darmflora schädigen oder die Darmschleimhaut reizen. Das äußert sich schließlich in chronischen Beschwerden.

Umgekehrt können Störungen im Darm zu verstärkter Stresswahrnehmung, Depressionen und Ängsten führen. Eine Rolle dabei spielen Darmflorastörungen, Nahrungsmittelunverträglichkeiten oder die Dünndarmfehlbesiedelung, auch bekannt als SIBO *(Small Intestinal Bacterial Overgrowth)*. Bei dieser Erkrankung wandern Dickdarmbakterien in den Dünndarm, wo sie nicht hingehören. Das kann Blähungen, Aufstoßen, Mundgeruch oder Durchfälle verursachen.[58]

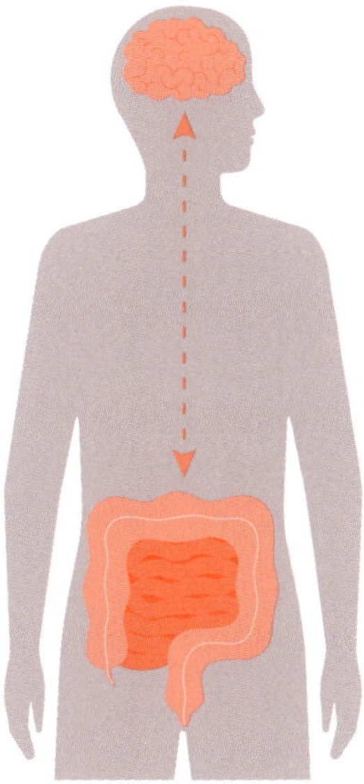

Gehirn und Darm stehen in einer direkten Verbindung, somit ist auch der Informationsaustausch sehr eng.

Die Darmflora mit ihren Milliarden Bakterien steht im Zentrum zwischen den Nervenzellen im Gehirn und dem Darm. Die Abbauprodukte, die durch die Bakterien entstehen, sind der Schlüssel zur Interaktion zwischen Darm und Gehirn. Man nennt die Abbauprodukte *Metabolite*, die sich in »günstige« und »ungünstige« Metabolite einteilen lassen. Zu den unerwünschten gehören Gase wie Schwefelwasserstoff oder Methan sowie giftige Stoffe wie Ammoniak oder Histamin. Die günstigen Metabolite sind beispielsweise die kurzkettigen Fettsäuren, insbesondere die Buttersäure (Butyrat). Diese Metabolite beeinflussen Nervenenden im Darm, die dann über den Vagusnerv direkt ins Gehirn gelangen. Die Behandlung des Mikrobioms ist daher das A und O beim Reizdarm.

Ein Reizdarmsyndrom ist schwer zu diagnostizieren. Meist erfolgt die Diagnose durch Ausschluss anderer Darmerkrankungen, durch genaue Anamnese oder durch Untersuchung von Aspekten, die mit Nahrungsmittelunverträglichkeiten, Darmmikrobiom, undichtem Darm und der Verbindung zwischen Darm und Gehirn in Zusammenhang stehen.

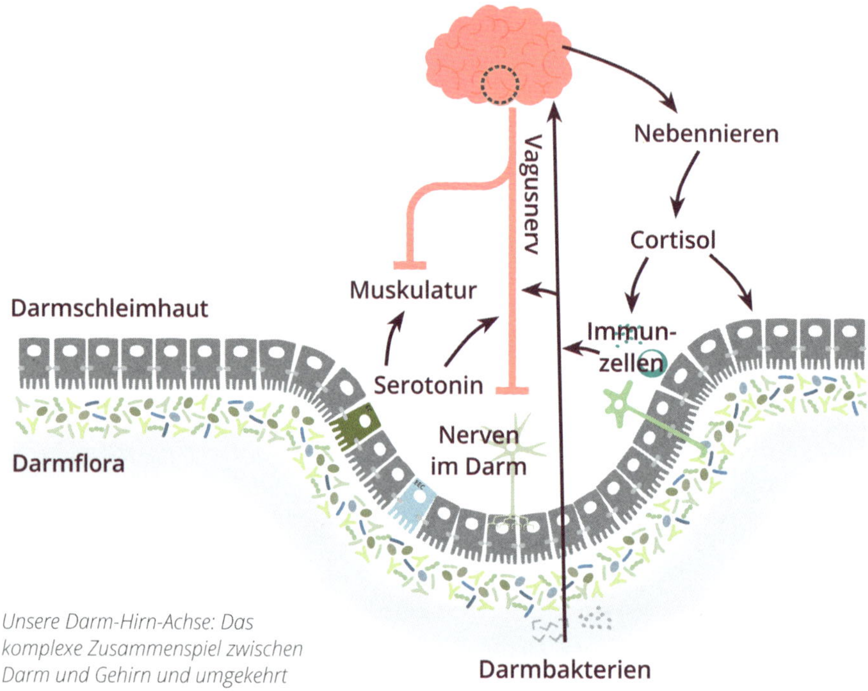

Unsere Darm-Hirn-Achse: Das komplexe Zusammenspiel zwischen Darm und Gehirn und umgekehrt

SCHON GEWUSST?

Bei Magen- und Darmerkrankungen besteht ein erhöhtes Risiko für einen Mikronährstoffmangel. Je nach Erkrankung unterscheiden sich die Mangelerscheinungen:

- bei einer Gastritis: B-Vitamine, Magnesium, Zink, Eisen und Aminosäuren
- bei Magensäure und einer Einnahme von Magensäureblockern: Vitamin B_{12}, Vitamin C, Magnesium
- bei SIBO: Vitamin B_{12}, Zink, Eisen
- bei Bauchspeicheldrüsenschwäche (Pankreasinsuffizienz): Vitamine A, D, E und K, Magnesium, Zink und Eisen, außerdem Aminosäuren
- bei der Zöliakie: Eisen, B-Vitamine, Magnesium und Zink

Die Herausforderung der Therapie von Reizdarm

Die Behandlung des Reizdarmsyndroms ist komplex. Sie umfasst in der Schulmedizin unter anderem eine Ernährungsumstellung, Stressreduktion und die Einnahme von Medikamenten. Eingesetzt werden in der Regel schmerz- und krampflösende Medikamente, Abführmittel und Durchfallstopper oder auch Antidepressiva, wenn die psychische Komponente im Vordergrund steht. Allerdings sprechen nicht alle Patientinnen und Patienten gleich gut auf dieselbe Therapie an. In der Komplementärmedizin spielt die Verbesserung des Mikrobioms und die Stärkung der Darmbarriere eine entscheidende Rolle.

Obwohl es keine grundsätzliche Ernährungsempfehlung gibt, kann eine individuelle Ernährungsumstellung die Beschwerden lindern, indem sie Reizungen im Darm vermeidet – zum Beispiel durch den Verzicht auf bestimmte kurzkettige Zucker (Kohlenhydrate), die Gärungsprozesse im Darm auslösen. Dazu gehören Fruchtzucker (Fruktose), Milchzucker (Laktose), Honig, Zwiebeln, Gluten oder künstliche Süßstoffe mit Sorbit und andere Lebensmittel. Diese Form der Ernährung wird als *FODMAP-reduzierte Diät* bezeichnet, wobei FODMAP für fermentierbare Oligo-, Di- und Monosaccharide und Polyole steht. Im Folgenden finden Sie als Beispiel eine Tabelle zu dieser Diät, in der auf einfache Art und Weise aufgelistet ist, auf welche Lebensmittel Sie verzichten sollten.

Zusätzlich können Sie Entspannungstechniken anwenden oder psychotherapeutische Hilfe in Anspruch nehmen, zum Beispiel eine kognitive Verhaltenstherapie oder eine Biofeedback-Therapie.

Vereinfachte Tabelle der FODMAP-reichen Lebensmittel, die vermieden werden sollten		
Fructooligosaccharide (FOS)	**Galactooligosaccharide (GOS)**	**Polyole**
Weizen (Weizenbrot, Weizennudeln)	Bohnen, Erbsen, Kichererbsen	Kernobst (Äpfel, Birnen)
Zwiebeln, Lauch, Knoblauch, Schalotten	Linsen	Steinobst (Pfirsiche, Pflaumen, Kirschen, Aprikosen)
Artischocken, Spargel, Zucchini	Kohl	Zuckeraustauschstoffe (Sorbitol, Mannitol, Xylitol)
Pfirsiche, Ananas, Wassermelone	Kuhmilchprodukte (insbesondere bei Laktosemalabsorption)	Zucker
Inulin (ein häufig in bestimmten Fertigprodukten und Nahrungsergänzungsmitteln enthaltenes Präbiotikum)		Süßstoffe in zuckerfreien Produkten

Mikronährstoffe und ihre Bedeutung für die Therapie bei Reizdarm

Zu den wichtigsten Mikronährstoffen für den Verdauungstrakt gehören Probiotika, die das Mikrobiom ins Gleichgewicht bringen und eine gesunde Darmwand fördern. Probiotika enthalten verschiedene gute Mikroorganismen, die sich im Darm ansiedeln und krankheitserregenden Keimen Nährstoffe entziehen. Auf diese Weise verhindern sie, dass sich die Krankheitserreger vermehren. Außerdem steigern probiotische Mikroorganismen die

Immunabwehr und stärken die Barrierefunktion des Darms, sodass Bakterien schwerer in den Körper eindringen können. Allein durch den Verzehr von probiotischen Lebensmitteln ist es allerdings leider nicht möglich, die Mindestmenge an Bakterien zu erreichen. Deshalb ist es sinnvoll, zusätzlich probiotische Präparate einzunehmen.

Große Mengen an Bakterien sind wichtig, weil durch die Magensäure bereits ein großer Teil der probiotischen Bakterienstämme abgetötet wird. Hochwertige Probiotika werden extra gezüchtet und sind so verarbeitet, dass die Bakterien im Magensaft nicht geschädigt werden (magensaftresistente Kapseln).

Damit sich die Bakterien im Darm ansiedeln und ausbreiten können, brauchen sie – genau wie die Pflanzen – einen Boden und Nahrung von guter Qualität. Eine Art von löslichen Ballaststoffen, die sogenannten Präbiotika, sind unverdauliche Bestandteile von Pflanzen, die in den Dickdarm gelangen und dort als Nahrung für die gesundheitsfördernden Bakterien dienen. Zu den löslichen Ballaststoffen werden resistente Stärke, Akazienfasern oder Inulin gezählt.

ANTIBIOTIKA UND DARMFLORA

Eine Antibiotika-Einnahme ist für die Darmflora der Super-GAU. Denn es werden eben nicht nur die »schlechten« Bakterien abgetötet, die einen Infekt auslösen, sondern auch eine riesige Menge »guter« Darmbakterien. Daher kommt es so oft zu Durchfällen oder Schwächung des Immunsystems bei und nach einer Antibiotika-Einnahme.[59] Zum Antibiotikum sollten Sie daher immer Probiotika einnehmen, am besten mit mindestens zwei Stunden Abstand. Wichtig ist hier: Nehmen Sie das Probiotikum lange genug, mindestens einen Monat, besser drei Monate.

SCHON GEWUSST?

In größeren Mengen kann Inulin Blähungen verursachen. Daher schleichen Sie es zu Beginn immer ein, zunächst eine kleine Menge pro Tag und dann die Menge langsam erhöhen.

Außerdem werden durch den Abbau von diesen löslichen Ballaststoffen sogenannte kurzkettige Fettsäuren gebildet. Insbesondere die Buttersäure (Butyrat) wirkt entzündungshemmend und dient den Darmschleimhautzellen als Energiequelle. Bei Reizdarmsyndrom mit Verstopfung als Leitsymptom wird eine hohe Ballaststoffzufuhr empfohlen. Hier bieten sich neben den löslichen Ballaststoffen zum Beispiel auch die Flohsamenschalen an, die sowohl lösliche als auch unlösliche Ballaststoffe enthalten. Weizenkleie ist hingegen nicht gut geeignet.

Ein weiterer Therapiebaustein ist die Aminosäure L-Glutamin. Sie ist der wichtigste Energielieferant für die Zellen der Darmschleimhaut neben der Buttersäure, sie ernährt die Zellen und ist am Aufbau beteiligt. Da sich die Darmschleimhautzellen sehr oft erneuern, benötigen sie viel Energie und damit auch viel L-Glutamin. Für eine starke Darmbarriere sind gut ernährte Schleimhautzellen wichtig. Ist die Darmbarriere geschädigt, führt das zu einer erhöhten Durchlässigkeit der Schleimhaut. Bakterien, Schadstoffe oder auch Nahrungsbestandteile können dann leichter ins Blut gelangen und die Reizdarmbeschwerden verstärken, indem das Immunsystem aktiviert wird und damit Entzündungen oder Autoimmunreaktionen ausgelöst werden. Ist die Darmschleimhaut durchlässig und geschädigt, kommt es neben der Entzündung auch zu allergischen Symptomen. Wenn Sie an einer Allergie oder Heuschnupfen leiden, ist die Behandlung der Darmschleimhaut mit L-Glutamin, Zink, Probiotika und löslichen Ballaststoffen zu empfehlen.

Für eine starke Darmbarriere benötigen die Darmschleimhautzellen zusätzlich Vitamin B, Vitamin D, Zink und Vitamin A. Liegen bereits Entzündungen vor, ist der Einsatz von Omega-3-Fettsäuren und Polyphenolen sinnvoll. Magnesium beeinflusst die Darmmuskulatur, sodass der Darm besser arbeiten kann; vor allem bei Verstopfung ist Magnesium sehr hilfreich. Die Dosis muss individuell gefunden werden, da die Durchfallgrenze unterschiedlich ist. Wer die Nervenbotenstoffe unterstützen möchte, kann die Vorstufe des Glückshormons Serotonin, die Aminosäure L-Tryptophan, einnehmen. Serotonin selbst kann nicht als Nahrungsergänzungsmittel eingenommen werden, wohl aber die Vorstufe. Serotonin wirkt im Darm positiv auf die Darmbewegung und beeinflusst das Bauchhirn und die Schmerzwahrnehmung.

Effektive Hilfe bei Reizdarmbeschwerden

Bei Reizdarmbeschwerden, insbesondere wenn sie mit überwiegendem Durchfall einhergehen, können folgende Maßnahmen helfen:

- **Ernährung anpassen:** Vermeiden Sie Lebensmittel, die Ihre Symptome verschärfen können, wie stark gewürzte Speisen, fettige Nahrungsmittel, koffeinhaltige Getränke und künstliche Süßstoffe. Achten Sie auf eine ausgewogene, ballaststoffreiche Ernährung, da dies die Darmfunktion unterstützen kann.
- **Häufige kleine Mahlzeiten:** Statt wenige große Mahlzeiten versuchen Sie, kleinere Portionen über den Tag verteilt einzunehmen, um den Darm nicht zu überlasten.
- **Probiotika:** Probiotische Nahrungsmittel oder Nahrungsergänzungsmittel können helfen, das Gleichgewicht der Darmflora zu verbessern.
- **Flüssigkeitszufuhr:** Trinken Sie ausreichend Wasser, um eine gute Hydratation aufrechtzuerhalten.
- **Stressmanagement:** Stress kann Reizdarmbeschwerden verschlimmern. Techniken wie Meditation, Yoga oder regelmäßige Spaziergänge können dabei helfen, Stress zu reduzieren.
- **Kamille:** Zum Beispiel als Tee wirkt Kamille beruhigend bei Entzündungen und Durchfällen.

Für Reizdarm mit überwiegender Verstopfung gelten teilweise ähnliche Maßnahmen, aber hier sind spezifische Anpassungen wichtig:

- **Ballaststoffe:** Eine ballaststoffreiche Ernährung ist auch hier wichtig, allerdings können lösliche Ballaststoffe (wie beispielsweise Haferflocken, Bananen und Flohsamenschalen) besonders hilfreich sein.
- **Flüssigkeitszufuhr:** Trinken Sie ausreichend Wasser, um die Wirkung der Ballaststoffe zu unterstützen.
- **Heißgetränke:** Ein warmes Getränk am Morgen hilft dem Darm in Schwung zu kommen.
- **Bewegung:** Körperliche Aktivität kann die Darmtätigkeit fördern.
- **Magnesium:** Magnesium hat sowohl eine krampflösende als auch eine anregende Wirkung auf den Darm.

Bei Reizdarmbeschwerden mit Blähungen können folgende Maßnahmen hilfreich sein:

- **Ernährung:** Vermeiden Sie gasproduzierende Lebensmittel wie Hülsenfrüchte, Kohl, Zwiebeln und kohlensäurehaltige Getränke. Essgewohnheiten, wie langsames Essen und gründliches Kauen, können die Luftaufnahme reduzieren. Auch eine Reduktion fermentierbarer Kohlenhydrate (FODMAPs) kann gegen Luft im Bauch helfen.
- **Probiotika:** Probiotika können dazu beitragen, die Darmflora zu stabilisieren und Blähungen zu verringern.
- **Häufige kleine Mahlzeiten:** Essen Sie über den Tag verteilt öfter kleinere Mahlzeiten, um den Magen-Darm-Trakt nicht zu überlasten.
- **Kräuter:** Tees mit Kamille, Fenchel oder Pfefferminze oder auch Kümmel können beruhigend auf den Magen-Darm-Trakt wirken und Blähungen reduzieren.
- **Bewegung:** Regelmäßige Bewegung, insbesondere nach den Mahlzeiten, kann die Darmtätigkeit fördern und Blähungen reduzieren.

Auswahl Mikronährstoffempfehlungen bei Reizdarm	
Mikronährstoff	**Dosierung pro Tag**
L-Glutamin	2-mal 3 g
Präbiotika (z. B. Akazienfasern)	je nach Präparat
Probiotika	mindestens 10 Milliarden KBE
5 HTP (5-Hydroxytryptophan) aus Griffonia	50 bis 100 mg (darf nicht zugeführt werden bei der Einnahme von Antidepressiva)
Vitamin D	2000 IE
Vitamin A	1000 IE
Zink	15 mg

TIPP

Versuchen Sie es zusätzlich mit Verdauungsenzymen vor der Mahlzeit. Das erleichtert das Zersetzen der Nahrung im Darm.

Manchmal reichen allgemeine Tipps nicht aus. Dann ist es wichtig, weitere Untersuchungen durchführen zu lassen und individuelle Behandlungsmöglichkeiten zu finden. Denn oft ist es schwierig zu unterscheiden, ob die Reizdarmbeschwerden an nervlicher Belastung oder Stress liegen oder ob es Unverträglichkeiten oder Darmfloraschäden gibt, die Reizdarmbeschwerden auslösen und dann auch psychosomatische Probleme bereiten.

Darmsanierung

Unser allgemeines Wohlbefinden wird maßgeblich von der Gesundheit unseres Darms beeinflusst. Ein gesunder Darm ist nicht nur für die Verdauung wichtig, sondern hat auch Auswirkungen auf das Immunsystem, die psychische Gesundheit und sogar auf das Aussehen der Haut. Eine gezielte Darmsanierung ist daher ein wichtiger Schritt zur Wiederherstellung des Gleichgewichts im Darm und damit zur Förderung der Gesundheit.

Bei Verdauungsproblemen, Pilzinfektionen, früheren Antibiotikabehandlungen und dem Wunsch nach einer gesünderen Lebensweise ist eine Darmreinigung zu empfehlen. Sie kann helfen, Erschöpfungszustände, rheumatische Beschwerden, Autoimmunerkrankungen, Allergien und Stimmungsschwankungen zu lindern. Eine gezielte Entschlackung unterstützt zudem die Entgiftung, stärkt die Selbstheilungskräfte und kann in der Menopause sowie für ein vitales Erscheinungsbild hilfreich sein.

Eine Darmsanierung zielt darauf ab, das Mikrobiom im Darm zu optimieren, indem schädliche Bakterien reduziert werden und das Wachstum nützlicher Bakterien gefördert wird. Dies kann durch verschiedene Maßnahmen erreicht werden. Dazu gehören eine Ernährungsumstellung, die Einnahme von Probiotika und Präbiotika sowie die Vermeidung von schädlichen Stoffen wie Zucker und raffinierten Kohlenhydraten.

Die Dauer kann man individuell gestalten, manchen reicht eine Kur von zehn Tagen, optimal ist es aber, den Darm über vier Wochen zu sanieren. Konkret könnte das so aussehen:

- Am ersten Tag den Darm reinigen. Dies kann zum Beispiel durch die Einnahme von Bittersalz oder anderen Abführmitteln geschehen.
- Mindestens an diesem ersten Tag fasten, optimal ist es, das Fasten noch ein bis zwei Tage fortzusetzen.
- Viel trinken ist wichtig; geeignet sind Wasser, Tee oder Brühe.
- Danach sollte die Ernährung für bis zu vier Wochen umgestellt werden: ballaststoffreich, viel Gemüse. Auf Zucker, Alkohol, Fleisch, Weißmehlprodukte und Milch sollte in dieser Zeit möglichst verzichtet werden. Emp-

fehlenswert sind neben Gemüse und Obst Hülsenfrüchte, glutenfreies Getreide, Kartoffeln, Sauermilchprodukte wie Kefir, gute Öle (zum Beispiel Olivenöl oder Leinöl).

- Bis zu zwei Tassen Kaffee pro Tag sind erlaubt.
- Morgens und abends je einen Esslöffel Flohsamenschalen oder Akazienfasern mit 750 Milligramm Zeolith-Pulver und 3000 Milligramm Glutamin-Pulver mischen und in einem Glas Wasser auflösen. Das reinigt den Darm, bindet Giftstoffe und hilft, die Zellen der Darmschleimhaut zu ernähren und den Darm »dicht« zu machen.
- Nehmen Sie morgens im Abstand von zwei Stunden zu einer Mahlzeit ein Probiotikum ein.
- Bei einer längeren Darmsanierung müssen Sie auf die Eiweißzufuhr achten, gegebenenfalls einen guten Eiweißshake oder essenzielle Aminosäuren ergänzen.
- Optimal ist die Einnahme von 15 Milligramm Zink pro Tag und je 2000 Internationalen Einheiten Vitamin A und D.

Insgesamt ist die Darmsanierung ein wichtiger Schritt zur Verbesserung der Gesundheit des Darms und damit zur Förderung des allgemeinen Wohlbefindens. Durch die gezielte Unterstützung einer gesunden Darmflora können Verdauungsbeschwerden reduziert, das Immunsystem gestärkt und das Risiko für verschiedene Krankheiten gesenkt werden.

Bitte beachten Sie, dass es zahlreiche Varianten der Darmsanierung gibt. Nach unserer Erfahrung hat sich die Durchführung in dieser Form bewährt.

Ein weiterer wichtiger Hinweis: Frauen, die an einer Essstörung oder beziehungsweise und Untergewicht leiden, sollten besser von einer Fastenkur absehen. Diese kann zu einer (zusätzlichen) Unterversorgung führen, was erhebliche gesundheitliche Schäden zu Folge haben kann.

Stress, Depressionen und Schlafstörungen

Mikronährstoffe sind der Schlüssel zu einem besseren Leben! Sie helfen uns, Stress zu bewältigen, Depressionen zu lindern und unseren Schlaf zu verbessern. Was dabei im Körper passiert und was Mikronährstoffe damit genau zu tun haben, erfahren Sie in diesem Abschnitt.

Stressbelastung und Erschöpfung

Haben Sie auch manchmal das Gefühl, dass Ihr E-Mail-Postfach überquillt, Ihr Schreibkram Sie erdrückt und Ihre Wäsche sich zu Hause stapelt, während Sie im Stress sind und im Stau feststecken? Und haben Sie dabei auch das Gefühl, dass Ihr Körper immer mehr unter Druck gerät? Sie fühlen, wie der Stresspegel und die Panik immer weiter ansteigen. Unser Körper schüttet Stresshormone aus: Unser Herz schlägt schneller, der Blutdruck steigt und die Muskeln verspannen.

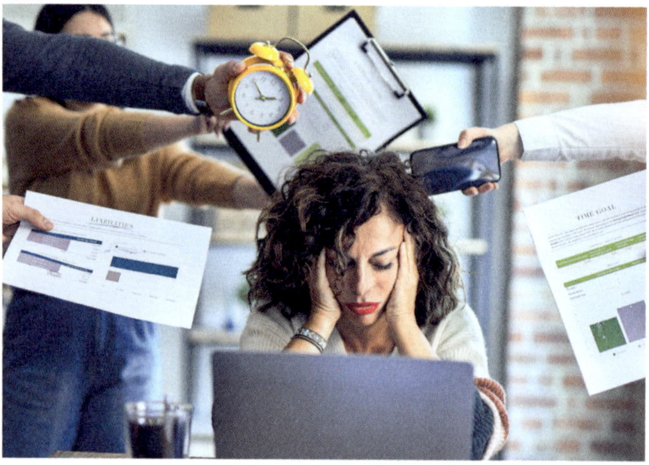

Ein Meer aus Verpflichtungen und Freizeitaktivitäten: In der heutigen schnelllebigen Welt kann es leicht zu Überforderung und Stress kommen.

Aber was stresst uns eigentlich? Das ist von Mensch zu Mensch oder Frau zu Frau unterschiedlich. Die top Stressverursacher nach einer Umfrage der Techniker-Krankenkasse 2021 sind:[60]

- beruflicher Stress durch Überforderung, Termindruck oder ständige Erreichbarkeit
- zu hohe Ansprüche an sich selbst
- emotionaler Stress durch Mobbing, Trennungen, Verlust oder Erkrankung eines nahestehenden Menschen
- Konflikte im Privatleben und Freizeitstress
- gesellschaftliche Erwartungen hinsichtlich Schönheitsidealen, Kindererziehung und -planung oder der beruflichen und familiären Balance

Stress ist allerdings nicht gleich Stress, es ist immer eine Frage der Wahrnehmung. Es geht darum, ob man die Anforderungen meint bewältigen zu können oder nicht.

SCHON GEWUSST?

Stress ist laut World Health Organisation die größte Gesundheitsgefahr des 21. Jahrhunderts. Und die Corona-Pandemie hat die Situation eher schlimmer gemacht.[61]

Grundsätzlich ist die Stressreaktion eine überlebenswichtige hormonelle Regulation, denn früher bedeutete Stress nichts anderes als die Vorbereitung auf Kämpfen oder Fliehen, auch als Fight-or-Flight-Reaktion bekannt. Der Mensch musste auf einen Angriff von einem gefährlichen Tier sofort reagieren können. Früher waren das zum Beispiel die Säbelzahntiger. Das Hauptziel der hormonellen Stressreaktion ist also die blitzschnelle Bereitstellung von Energie, denn sowohl fürs Kämpfen als auch fürs Fliehen wird Energie benötigt. Genau heißt das: Die Stresshormone Adrenalin und Cortisol sorgen dafür, dass Zucker mobilisiert wird, dass genug Blut fließt und somit die Muskelspannung steigt – all das, was man für einen Kampf oder für die Flucht braucht. Hat sich die Situation beruhigt, so normalisiert sich der Stoffwechsel wieder.

Schauen wir uns die Stressreaktion mal im Einzelnen an: Bei Stress setzt der Körper eine Reihe von Hormonen frei, darunter Adrenalin und Noradrenalin zur ultraschnellen Reaktionsfähigkeit. Diese Hormone werden von den Nebennieren produziert. Sie erhöhen die Herzfrequenz, steigern den Blutdruck und mobilisieren Energiereserven, um dem Körper einen schnellen und kraftvollen Energieschub zu verleihen. Die Hormone Adrenalin und Noradrenalin werden aus einer Aminosäure gebildet, dem L-Phenylalanin. Dies wird über eine andere Aminosäure, nämlich L-Tyrosin, zu Adrenalin umgewandelt. Das andere Hormon aus der Nebenniere ist das Cortisol. Es ist zuständig für die etwas verzögerte Stressreaktion und die schnelle Zucker-Bereitstellung.

SCHON GEWUSST?

Aus L-Tyrosin werden auch die Schilddrüsenhormone gebildet. So erklärt sich der Zusammenhang zwischen Stress und Schilddrüsenerkrankungen.

Die Aminosäuren L-Phenylalanin und L-Tyrosin müssen wir über die Nahrung zuführen. Besonders reich an diesen Aminosäuren sind Geflügel, Lachs, Thunfisch, Kuhmilchprodukte, Nüsse, Sojabohnen und Haferflocken. Für die Umwandlung der Stresshormone aus den Aminosäuren brauchen wir Cofaktoren, nämlich Vitamine, Mineralstoffe und Spurenelemente.

Entscheidend sind hier die B-Vitamine, Magnesium, Vitamin C und Eisen, die bei jeder Stufe zwischen L-Phenylalanin bis hin zum Adrenalin benötigt werden. Bei Stress ist es also wichtig, mit diesen Mikronährstoffen ausreichend versorgt zu sein. Wird viel Adrenalin benötigt, werden auch viele Mikronährstoffe verbraucht.

Was bisher noch nicht erwähnt wurde, ist das Hormon Dopamin, die Vorstufe von Adrenalin. Dopamin wirkt einer Antriebsschwäche entgegen und hebt die Stimmung, es ist unser »Belohnungshormon«. Regelmäßige Bewegung kann den Dopaminspiegel ansteigen lassen. Dopamin sorgt für ein Gefühl der Zufriedenheit (»Glücksgefühl«) und nimmt die »Gier« nach ständigem Essen. Außerdem ist es zusammen mit Serotonin an der Vermittlung des Sättigungsgefühls und der Appetitkontrolle beteiligt.

Das Problem »Stress« in der heutigen Zeit

Im Regelfall normalisieren sich unsere Stresshormone, sobald die Stresssituation vorbei ist. Das Hauptproblem unserer Zeit ist allerdings das Leben in einer ständigen Stressreaktion – Arbeit, Hobbys, Familie und Partnerschaft, ständige Erreichbarkeit und noch vieles mehr. Das bedeutet, unser Körper produziert ständig Stresshormone. Wenn wir Stress haben, ist das zunächst einmal ganz normal. Doch wenn der Stress andauert und zu viel Adrenalin, Noradrenalin und Cortisol freigesetzt werden, kann das zu verschiedenen Symptomen führen. Dazu können ständige Unruhe, Schwitzen,

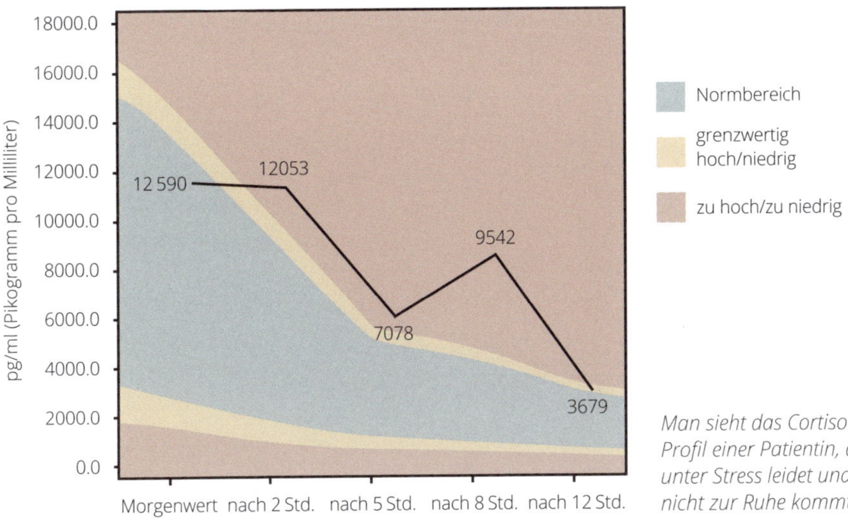

Man sieht das Cortisol-Profil einer Patientin, die unter Stress leidet und nicht zur Ruhe kommt.

Bluthochdruck, Herzrasen, Reizdarmbeschwerden oder Infektanfälligkeit gehören. Zudem kann der Cortisolspiegel dauerhaft erhöht sein. Das führt zu Unruhe. Außerdem können Schlafstörungen die Folge sein. Cortisol ist ein Hormon, das für uns Menschen zwar wichtig ist, aber auch krank machen kann. Genauso ist es mit einer dauerhaften Einnahme von *Kortison*. Das führt zu dünner werdender Haut, Infektanfälligkeit, Gewichtszunahme am Bauch, Erschöpfung, der Entwicklung von Bluthochdruck und Diabetes. Es gibt eine Möglichkeit, den Cortisolspiegel zu messen. Das geht ganz einfach mit einem Speicheltest.

Die Abbildung zeigt eine Patientin, die unter Stress leidet und schon morgens wie überdreht ist. Über den Tag kommt sie nie zur Ruhe und auch abends ist der Cortisolspiegel noch zu hoch, was zu Schlafstörungen führt. Was kann man in diesem Fall machen? In erster Linie die Stressursachen erforschen und wenn irgendwie möglich reduzieren oder gar eliminieren. Manchmal braucht man dazu professionelle Hilfe. Aber auch eine ausreichende Versorgung mit Aminosäuren und Mikronährstoffen ist wichtig:

- eiweißreiche Ernährung, eventuell sogar auch durch hochwertige Eiweiß-Shakes ergänzt
- Zuführen von Aminosäuren, insbesondere L-Phenylalanin und L-Tyrosin
- Einnahme von Mikronährstoffen: B-Vitamine, Magnesium und Vitamin C
- moderate Bewegung (Walking, Jogging, Radfahren, Schwimmen oder ein kurzer Spaziergang)

Aus der Pflanzenwelt gibt es auch eine Reihe an Nährstoffen, die beruhigend und ausgleichend wirken. Hierzu gehören Rosenwurz (auch *Rhodiola rosea* genannt), Ashwagandha oder Lavendel.

Auswahl von Mikronährstoffempfehlungen bei Stress	
Nahrungsergänzungsmittel	**Dosierung pro Tag**
Ashwagandha	300 bis 500 mg
Lavendelöl als Kapsel	80 bis 160 mg
Magnesium	150 mg (individuell mehr)
Omega-3-Fettsäuren	1000 mg
Probiotika	mindestens 10 Milliarden KBE
Rosenwurz	200 bis 600 mg
Vitamin-B-Komplex	je nach Präparat
Vitamin D	1000 bis 2000 IE

SCHON GEWUSST?

Ein gesunder Darm beeinflusst die Darm-Hirn-Achse. Durch die Regulierung von Entzündungsprozessen und der Botenstoffe im Darm können Probiotika dazu beitragen, stressbedingte Symptome zu lindern und die Resilienz gegenüber stressigen Situationen zu verbessern. Mit der Einnahme von Probiotika kann man sogar den Cortisolspiegel senken.

Erschöpfung und Burn-out

Wenn die Stressreaktion über eine lange Zeit anhält, kann es zur Erschöpfung der Nebenniere kommen. Das macht sich dann zunächst mit Müdigkeit, Erschöpfung und mangelnder Leistungsfähigkeit bemerkbar. Es kann sogar bis zum Burn-out führen. Burn-out heißt übersetzt »ausgebrannt«. Es ist im Grunde keine eigenständige Krankheit, sondern ein Zustand körperlicher, emotionaler und psychischer Erschöpfung. Oftmals sieht man den Patientinnen von außen gar nicht an, dass sie unter dieser Belastung leiden.

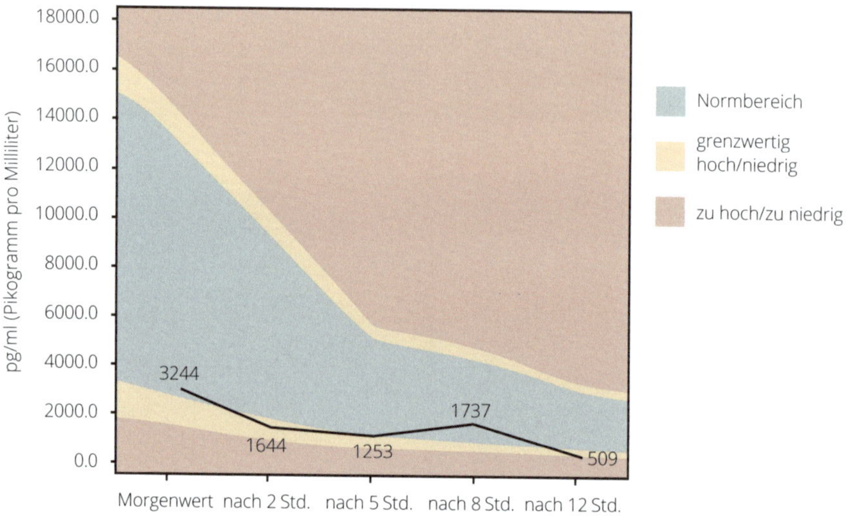

Cortisol-Profil einer Patientin mit Erschöpfung und Burn-out

»Ausbrennen« kann nur diejenige, die vorher »gebrannt« hat. Personen mit hohem Leistungsanspruch und Vernachlässigung eigener Bedürfnisse sind besonders gefährdet. Es kommt bei ständiger Überlastung zu Gefühlen der Wertlosigkeit und seelisch-körperlichem Zusammenbruch.

Der Cortisolwert der Patientin ist schon am Morgen sehr niedrig, sie kommt also kaum aus dem Bett und ist auch den ganzen Tag über erschöpft und antriebsarm. Nach zwölf Stunden beschreibt sie totale Erschöpfung.

In den letzten Jahren wurde vermehrt auch nach den körperlichen beziehungsweise medizinischen Ursachen geforscht, die zu einem Burn-out führen können. Es ist wirklich wichtig, diese Ursachen zu kennen, um gezielt gegen Burn-out vorzugehen. Dazu gehören zum Beispiel virale Infektionen, Mikronährstoffdefizite, Toxin-Belastungen, chronische Darmerkrankungen und Funktionseinbußen der zellulären Kraftwerke (Mitochondrien).

Häufig angewandte Maßnahmen zur Bewältigung von Burn-out beinhalten Entspannungstechniken wie autogenes Training oder Yoga. Strategien zur Stressbewältigung helfen uns dabei, Stress effektiver abzubauen und eine größere Gelassenheit zu entwickeln. In Begleitung von Psychologen können wir lernen, uns von starkem Perfektionismus, Idealismus, Ehrgeiz oder übermäßigen Erwartungen zu lösen. Es ist so wichtig, Hilfe anzunehmen, eigene »Schwächen« zu akzeptieren und ein gesundes Selbstwertgefühl sowie Selbstvertrauen wieder aufzubauen.

Ernährung im Burn-out

Patientinnen mit Burn-out sind häufig schlecht ernährt und verlieren Gewicht. Oft fehlt einfach die Energie zum Essen oder Vorbereiten von Mahlzeiten. Sehr häufig ist aber auch Appetitmangel die Ursache. Es ist also wichtig, ausreichend Kalorien zu essen, möglichst in Form von hochwertigem Eiweiß, vollwertigen Kohlenhydraten, Obst, Gemüse und gesunden Fetten durch Fisch oder gute Öle. Sie sollten keinesfalls in diesem Stadium eine Diät anfangen. Der Körper braucht jetzt die Energie dringend. Eine eiweißreiche Ernährung ist wichtig. Sowohl die Nervenzellen als auch die Hormone und die Muskulatur brauchen Eiweiß.

Mikronährstofftherapie im Burn-out

Bei einem Burn-out ist es wichtig, zunächst die Energiegewinnung zu verbessern. Dabei sind die B-Vitamine, Coenzym Q10, L-Carnitin, Magnesium, Antioxidantien, Omega-3-Fettsäuren, Vitamin D und die Aminosäuren L-Tyrosin, L-Tryptophan und L-Taurin besonders wichtig. Die Mikronährstoffe werden zudem zur Bildung der Hormone, zur Entzündungshemmung und für die Regeneration benötigt. Deshalb sollten beim Burn-out gut dosierte, qualitativ hochwertige Nahrungsergänzungsmittel eingesetzt werden. Denn der Bedarf kann über die Ernährung meist nicht gedeckt werden.

Auswahl an Mikronährstoffen bei Burn-out	
Mikronährstoff	**Dosierung pro Tag**
Magnesium	150 mg (individuell mehr)
Rosenwurz (Rhodiola rosea)	200 bis 400 mg
Vitamin-B-Komplex	je nach Präparat
Vitamin D	1000 bis 2000 IE
Coenzym Q10	100 bis 200 mg
L-Carnitin	500 bis 1000 mg
Omega-3-Fettsäuren	1000 bis 1500 mg EPA 600 mg DHA
Taurin	200 bis 1000 mg
L-Tryptophan	500 bis 1000 mg (darf nicht zugeführt werden bei der Einnahme von Antidepressiva)

Stress als ein Balanceakt

Wenn Sie bemerken, dass der Stress überhandnimmt und bereits Symptome wie Schlafstörungen, Reizbarkeit, Erschöpfung und chronische Müdigkeit auftreten, sollten Sie vorbeugen:

- Versuchen Sie, die Stressauslöser zu identifizieren und zu reduzieren oder wenn möglich abzustellen.
- Bauen Sie ganz bewusst und gezielt Ruhepausen und Entspannungsmöglichkeiten in Ihren Tagesablauf ein, auch wenn sie nur ganz kurz sind. Das Erlernen von Entspannungstechniken kann sehr hilfreich sein.
- Denken Sie an eine gute Mikronährstoffversorgung: insbesondere Vitamin D, Aminosäuren, B-Vitamine, Coenzym Q10 und Magnesium.

- Bewegen Sie sich ausreichend, möglichst an der frischen Luft und gern auch in Gesellschaft. Das tut nicht nur dem Körper, sondern auch unserer Seele gut.
- Ernähren Sie sich bewusst, eiweißreich, wenig Süßigkeiten und viel frisches Obst und Gemüse. Denken Sie auch an gute Omega-3-Öle.

Depressionen

Sicher kennen Sie diese Phasen niedergedrückter Stimmung, von Melancholie und dem Gefühl von Traurigkeit. Das gehört manchmal zum Leben dazu. Bei einer krankhaften Depression ist es aber eben nicht nur eine Phase. Die Depression ist eine sogenannte *affektive Störung* und beschreibt ein länger anhaltendes Stimmungstief. Damit verbunden treten häufig verschiedenste körperliche Beschwerden auf.[62] Viele Frauen kommen ohne ärztliche und psychotherapeutische Hilfe nicht zurecht.

Die Ursachen für Depressionen sind vielfältig und meist nicht auf einen einzigen Auslöser zurückzuführen. Neben genetischen und körperlichen Faktoren spielen auch psychische Einflüsse wie belastende Lebensumstände, der Verlust eines Menschen, Partnerschaftsprobleme oder Einsamkeit eine große Rolle. Es gibt eine Menge anderer Faktoren, die die Entstehung einer Depression begünstigen können:

- Schilddrüsenfehlfunktion, insbesondere Hashimoto
- Diabetes mellitus
- anhaltende Stressbelastung
- Fruchtzuckerunverträglichkeit
- hormonelle Veränderungen zum Beispiel im Wochenbett, vor der Periode (PMS) oder in den Wechseljahren
- chronische Virusinfekte und Störungen in den Mitochondrien[63]

Was passiert bei einer Depression im Gehirn?

Bei einer Depression kommt es zu einem hormonellen Ungleichgewicht von Serotonin, Noradrenalin und Dopamin. Dadurch verändern sich die Gehirnaktivitäten. Das hat Folgen für das Denken und die Gefühle. Die charakteristischen Symptome einer Depression sind in der folgenden Tabelle dargestellt.

Gedanken, Körpererleben, Gefühle und Verhalten bei Depressionen			
Gedanken	**Körpererleben**	**Gefühle**	**Verhalten**
• Ich schaffe das nicht. • Was soll das alles noch? • Ich bin eine Versagerin. • Das wird alles zu viel. • Grübeln • Konzentrations- und Gedächtnisstörungen	• Ermüdung • Erschöpfung • fehlender Antrieb • innere Unruhe • Schlafstörungen • Appetitverlust • Gewichtsverlust • Verlust des sexuellen Verlangens	• Traurigkeit • innere Leere • Schuldgefühle • Angst • Hoffnungslosigkeit • Freudlosigkeit	• Rückzug • Aktivitäten aufgeben • kein Wagnis eingehen • Entscheidungen nicht treffen wollen • Alltagspflichten vernachlässigen

In der klassischen Schulmedizin werden depressive Verstimmungen psychotherapeutisch und vor allem auch schnell medikamentös behandelt. Die Psychotherapie zielt darauf ab, Auslöser zu erkennen, Denkmuster zu verändern und Anregungen zu neuen Verhaltensweisen aufzuzeigen. Die medikamentöse Behandlung bei Depression soll helfen, den neurochemischen Ungleichgewichten im Gehirn entgegenzuwirken, indem sie die Verfügbarkeit von Neurotransmittern wie Serotonin und Noradrenalin erhöht. Daneben stellen Entspannungstechniken wie autogenes Training oder Yoga, Sport und Bewegung oder die Lichttherapie eine Basisbehandlung dar.

Den Gehirnstoffwechsel unterstützen

Depressionen sollten im Regelfall immer von Ärzten oder Psychotherapeuten behandelt werden. Mikronährstoffe wie Vitamin D, Omega-3-Fettsäuren, B-Vitamine, Magnesium und Zink sind wichtig bei der Vorbeugung und Unterstützung der Behandlung. Denn sie beeinflussen die Funktion des Gehirns und die Regulation von Nervenbotenstoffen. Aminosäuren sind Vorstufen von Neurotransmittern. Pflanzliche Substanzen wie Rosenwurz oder Ashwagandha unterstützen die natürliche Regulation. Auch Probiotika sind maßgeblich an der Regulierung der Darm-Hirn-Achse beteiligt.

Schauen wir uns einige davon mal etwas genauer an:

L-Tryptophan ist eine Aminosäure, die als Vorstufe des Glückshormons Serotonin dient. Die Umwandlung von L-Tryptophan zu Melatonin erfolgt über 5-HTP (5-Hydroxytryptophan) und Serotonin im Gehirn.

5-Hydroxytryptophan ist die Zwischenstufe von L-Tryptophan und Serotonin. Es überwindet leicht die Blut-Hirn-Schranke und gelangt so direkt in das Gehirn. Die empfohlene Tagesdosis an 5-HTP liegt zwischen 150 und 300 Milligramm, verteilt auf drei Einzeldosen – morgens, mittags und abends. 5-HTP sollte ausschließlich unter ärztlicher oder therapeutischer Kontrolle und nicht dauerhaft eingenommen werden. Als Co-Faktoren sind alle B-Vitamine und Vitamin C erforderlich. Auch Eisen spielt als Cofaktor eine wichtige Rolle.

Bei der Umwandlung von L-Tryptophan zu Serotonin können Störungen auftreten, insbesondere bei Stress, Vitamin-B- und Magnesiummangel oder chronischen Entzündungen im Körper. Daher ist es wichtig, entzündungshemmende Substanzen zu sich zu nehmen, einen Mangel an Magnesium und Vitamin B auszugleichen und Stress zu vermeiden. Eine tägliche Dosis von 500 bis 1000 Milligramm L-Tryptophan wird empfohlen. Die Einnahme sollte

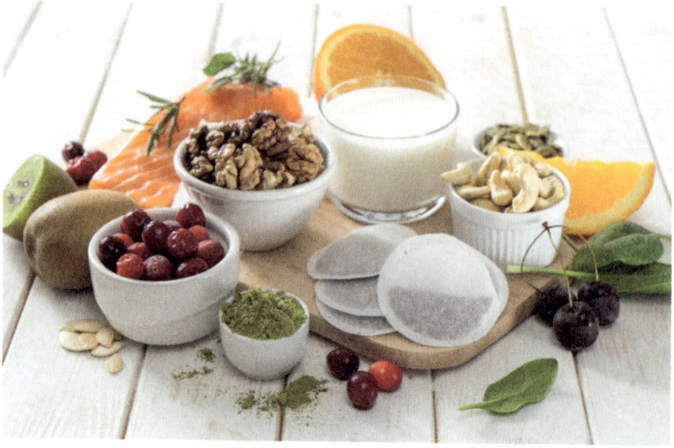

Eine Auswahl von L-Tryptophanhaltigen Lebensmitteln: Nüsse, Obst und Fisch

idealerweise zwischen den Mahlzeiten erfolgen, da L-Tryptophan am besten ins Gehirn gelangen kann, wenn kein anderes Eiweiß dazu verzehrt wird.

Es gibt einige Lebensmittel, die reich an L-Tryptophan sind, zum Beispiel Hülsenfrüchte wie Sojabohnen, verschiedene Nüsse und Quark oder Ei. Schokolade ist ebenfalls eine gute Quelle für L-Tryptophan. Aber Achtung: Schokolade macht zwar kurzfristig glücklich, weil sie den Serotoninspiegel anhebt. Aber das ist nur ein kurzzeitiger Effekt. Deshalb ist es keine dauerhafte Lösung.

ACHTUNG BEI L-TRYPTOPHAN UND MEDIKAMENTEN

Seien Sie vorsichtig mit L-Tryptophan und 5-HTP, wenn gleichzeitig Medikamente eingenommen werden, die den Serotoninstoffwechsel beeinflussen. Hierzu gehören beispielsweise Antidepressiva oder Extrakte aus Johanniskraut. Diese Kombination kann das Risiko eines Serotoninsyndroms erhöhen, was im schlimmsten Fall tödlich enden kann. Vorsicht ist auch bei Einnahme von Parkinson- oder Beruhigungsmedikamenten geboten.

Depressive Verstimmungen gehen oft mit einem Vitamin-D-Mangel einher. Im Winter kommt es bei einigen Menschen wegen Lichtmangels zur Winterdepression. Bei depressiven Verstimmungen werden je nach Spiegel 1000 bis 4000 Internationale Einheiten pro Tag empfohlen.

Omega-3-Fettsäuren regulieren die Übertragung von Nervensignalen durch Botenstoffe und wirken entzündungshemmend. Bei depressiven Verstimmungen werden zwischen 1000 und 2000 Milligramm Omega-3-Fettsäuren pro Tag empfohlen, möglichst mit einem hohen EPA-Anteil.

Magnesium ist wichtig für die Nerven. Es ist wissenschaftlich belegt, dass Magnesiummangel bei Nervenschäden, verminderter Stressresistenz und Depressionen eine Rolle spielt. Außerdem ist Magnesium am Aufbau unseres Glückshormons Serotonin beteiligt. Eine Dosierung von 500 Milligramm pro Tag ist empfehlenswert, am besten über den Tag verteilt. In vielen Fällen sind auch höhere Dosierungen erforderlich.

Selen beseitigt oxidativen Stress im Gehirn, es ist Teil des Schutzsystems und außerdem wird Zink für die Produktion und Funktion von Nervenbotenstoffen benötigt.

Bestimmte Pflanzenstoffe sind ein effektives Mittel, um mit psychischen Belastungen umzugehen. Rosenwurz *(Rhodiola rosea)* ist ein hervorragendes Beispiel dafür. Es kann in Form von Tee oder aus Kapseln zugeführt werden und stabilisiert den Körper und hat eine antidepressive Wirkung. Ebenso wie Stoffe in grünem Tee (*Catechine* wie *Epigallocatechingallat*, kurz EGCG, sowie die Aminosäure L-Theanin), indem sie verschiedene Stoffwechselvorgänge und Botenstoffe im Gehirn beeinflussen. Auch Johanniskraut hat eine antidepressive Wirkung und ist sogar als Arzneimittel bei Depression zugelassen. Die Wirkung zeigt sich allerdings erst bei höheren Dosierungen, 900 Milligramm werden hier eingesetzt.

Auswahl von Mikronährstoffempfehlungen bei Depressionen und depressiven Verstimmungen	
Mikronährstoff	**Dosierung pro Tag**
Vitamin B	als Komplex
Vitamin D	1000 bis 2000 IE
Magnesium	1500 mg (individuell mehr)
L-Tryptophan	500 bis 1000 mg (darf nicht zugeführt werden bei gleichzeitiger Antidepressiva-Einnahme)
5-HTP aus Griffonia	50 bis 150 mg (darf nicht zugeführt werden bei gleichzeitiger Antidepressiva-Einnahme)
Probiotika	mindestens 10 Milliarden KBE
Rosenwurz-Extrakt (Rhodiola rosea)	100 bis 300 mg

Depressionen gehen oft mit veränderten Denkmustern einher: Betroffene sehen keinen Ausweg mehr und glauben auch nicht mehr daran, dass ihnen eine gesunde Ernährung oder die Einnahme von Vitalstoffen helfen können. Es ist deshalb wichtig, dass diese Menschen von der Notwendigkeit einer gesunden Ernährung und der Einnahme von Vitalstoffen überzeugt werden. Hier können die in der Tabelle abgebildeten Mikronährstoffe helfen.

Schlafstörungen – ein Problem vieler Frauen

Schnell einschlafen, durchschlafen und morgens erholt aufwachen, das wünschen wir uns alle, oder? Ein erholsamer Schlaf ist für die allgemeine Gesundheit und das Wohlbefinden von entscheidender Bedeutung. Chronischer Schlafmangel kann das Risiko für verschiedene Krankheiten erhöhen. Nicht nur psychische Erkrankungen wie Depressionen und Angstzustände, sondern auch physische Probleme wie Herz-Kreislauf-Erkrankungen, Diabetes und eine geschwächte Immunfunktion können durch regelmäßige Schlafstörungen verursacht werden. Wer dauernd müde ist, hat Konzentrationsstörungen, leidet unter Tagesmüdigkeit und Erschöpfung und ist häufig gereizt oder auch lustlos.

Es gibt verschiedene Arten von Schlafstörungen. Sie können als eigenständige Krankheit auftreten oder Symptom einer anderen Erkrankung sein. Man unterscheidet folgende Formen:

- **Insomnie:** Diese Störung ist durch Schwierigkeiten beim Ein- oder Durchschlafen gekennzeichnet. Betroffene können sich tagsüber müde und gereizt fühlen, was ihre Lebensqualität beeinträchtigt.
- **Schlafapnoe:** Sie ist eine ernsthafte Störung, bei der die Atmung während des Schlafs mehrmals kurzzeitig aussetzt. Häufig ist dies mit Schnarchen kombiniert. Dies kann zu einer schlechten Schlafqualität und tagsüber zu Erschöpfung führen. Auf Dauer ist die Schlafapnoe auch an der Entwicklung eines Bluthochdrucks und Diabetes beteiligt.
- **Narkolepsie:** Dies ist eine neurologische Störung, die Tagesschläfrigkeit verursacht und zu unkontrollierbarem Schlaf in ungewöhnlichen Situationen führen kann. Man schläft also einfach auch tagsüber ein, ohne dass man es steuern könnte.
- **Restless-Legs-Syndrom:** Das Unruhige-Beine-Syndrom verursacht unangenehme, kribbelnde oder ziehende Empfindungen in den Beinen, die den Schlaf erheblich stören können.

SCHON GEWUSST?

Medizinische Empfehlungen besagen, dass Erwachsene mindestens sechs Stunden Schlaf pro Tag benötigen.[64] Das wichtigste Kriterium für die optimale Schlafdauer ist aber das eigene Empfinden: Sie haben genug geschlafen, wenn Sie morgens ausgeruht aufwachen und gut durch den Tag kommen.

Die häufigste Ursache von Schlafstörungen

Wenn Sie sich nachts im Bett hin und her wälzen, sind Sie damit nicht allein: Einer Erhebung der Krankenkasse DAK zufolge ist rund die Hälfte aller deutschen Berufstätigen von Schlafmangel betroffen, mehr Frauen als Männer.[65]

Doch woran liegt es? Die Antwort auf diese Frage ist wohl kaum überraschend: Stress spielt eine erhebliche Rolle. Häufig ist es sogar der Freizeitstress, der zusätzlich zu der Arbeitsbelastung dann einfach zu viel ist. Die Folge: Wir sind innerlich angespannt und können nachts nicht zur Ruhe kommen. Und es gibt noch eine große Zahl weiterer Gründe für Schlafstörungen. Einige davon sind:

- Genussmittel wie Alkohol, Zigaretten oder Koffein
- falsche Ernährung mit Hungern oder schweren Mahlzeiten am Abend
- Medikamente wie Blutdruckmittel, Asthma-Medikamente, Hormone, Schilddrüsenmedikamente oder bestimmte Antidepressiva
- hormonelle Veränderungen

Es ist nicht einfach, die eine Ursache für eine Schlafstörung zu finden. Man muss das Problem in seiner Gesamtheit betrachten und darf sich nicht nur auf einen Faktor konzentrieren.

Hilfe bei Schlafstörungen

Je nach Schwere werden Schlafstörungen entweder medikamentös oder durch Verhaltensmaßnahmen behandelt. Es ist wichtig, die Ursache der Schlafstörung zu identifizieren, dabei ist eine genaue Betrachtung der Lebensumstände und der möglicherweise zugrunde liegenden Auslöser essenziell. Wenn eine Grunderkrankung vorliegt, muss diese als Erstes behandelt werden.

Bevor Sie zu Schlaftabletten greifen, ist es sinnvoll, zunächst pflanzliche Alternativen oder Mikronährstoffe auszuprobieren: Baldrian, Lavendel, Hopfen oder Melisse beruhigen den Körper. Lavendel hat zudem eine angstlösende Wirkung.

Das Hormon Melatonin, das von der Zirbeldrüse in unserem Gehirn produziert wird, erfüllt eine wichtige Funktion bei der Regulierung des Schlaf-Wach-Rhythmus. Die Ausschüttung von Melatonin beginnt langsam mit dem Beginn der Dunkelheit. Einigen Frauen fällt es jedoch schwer, in hellen Sommernächten ein- oder auch durch- und auszuschlafen. Daher ist es ganz wichtig, für optimale Lichtverhältnisse im Schlafzimmer zu sorgen und nach dem Schlafengehen kein Licht mehr zu machen. Auch Handys und Laptops sollten nicht im Schlafzimmer vor dem Zubettgehen verwendet werden.

Der höchste Melatonin-Spiegel wird zwischen 24 Uhr und 2 Uhr erreicht. In dieser Zeit sinken der Energieverbrauch, die Körpertemperatur und der Blutdruck. Am Morgen fällt der Melatonin-Spiegel wieder ab, dann wird der Gegenspieler Cortisol ausgeschüttet, was für die Aktivierung beim Aufwachen sorgt.

Mit zunehmendem Alter nimmt die Melatonin-Produktion ab. Dadurch wird es oft schwieriger, in einen erholsamen Schlaf zu finden. Die Einnahme von Melatonin ist eine Möglichkeit, den natürlichen Schlafrhythmus zu unterstützen.

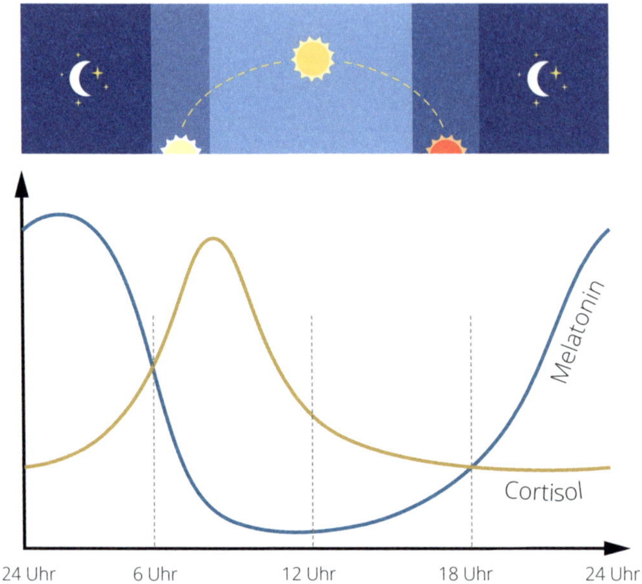

Morgens sorgt Cortisol für Energie und Aufmerksamkeit, abends Melatonin für Entspannung und Ruhe. Dieser Zyklus reguliert unseren Tagesablauf.

SCHON GEWUSST?

Kindern mit Schlafstörungen macht man warme Milch mit Honig. Warum? In der Milch ist die Aminosäure L-Tryptophan enthalten. Der Honig sorgt dafür, dass Insulin produziert wird. Insulin ist der Schlüssel, um L-Tryptophan ins Gehirn zu transportieren, wo es zum Schlafhormon Melatonin umgebaut wird.

Dosierempfehlungen von Melatonin in verschiedenen Situationen	
Situation	**Dosierung pro Tag**
Jetlag	3 bis 6 mg
Schichtarbeit	1 bis 5 mg
Schlafstörungen	1,5 bis 4,5 mg

Wenn wir unsere optimale Schlafdauer mal nicht ganz erreichen, können wir unser Defizit mit einem kurzen Mittagsschlaf ausgleichen. Dieser »Power Nap« sollte aber nicht länger als 30 Minuten dauern und nicht nach 17 Uhr stattfinden. Im Folgenden finden Sie eine Tabelle, die empfohlene Mikronährstoffe zur Unterstützung bei Schlafstörungen auflistet.

Auswahl von Mikronährstoffempfehlungen bei Schlafstörungen	
Nährstoff	**Dosierung pro Tag**
Magnesium	150 mg (individuell mehr)
Vitamin B_6	2 bis 5 mg
Melatonin	1 bis 3 mg kurz vor dem Schlafengehen
Lavendelöl (als Kapsel)	25 bis 80 mg
Melissen-Extrakt	200 bis 600 mg
Hopfen-Extrakt	50 bis 15 mg

Mikronährstoffe für sportlich aktive Frauen

Für die Leistungsfähigkeit von sportlich aktiven Frauen ist eine optimale Mikronährstoffversorgung von entscheidender Bedeutung. Wir benötigen zum einen Kohlenhydrate und Fette für die Energiegewinnung. Zum Aufbau von Muskulatur und anderen Strukturen brauchen wir Eiweiß beziehungsweise Aminosäuren. Eine optimale Versorgung mit Mikronährstoffen ist wichtig, um diese Nährstoffe verwerten zu können. Wir brauchen automatisch mehr, weil wir beim Sport einen höheren Bedarf haben. Hinzu kommt, dass durch Schwitzen eine beträchtliche Menge verloren geht.

Übrigens: Der Nährstoffmangel, der sich zuerst zeigt, ist der Flüssigkeitsmangel. Schnellere Ermüdung, verminderte Ausdauer, Krämpfe und verminderte Kraft können die ersten Symptome sein. Bei starkem Flüssigkeitsverlust kann es sogar zu Elektrolytentgleisungen kommen. Diese können bis zum Herzstillstand führen. Deshalb ist es wichtig, vor, während und nach dem Sport genug zu trinken.

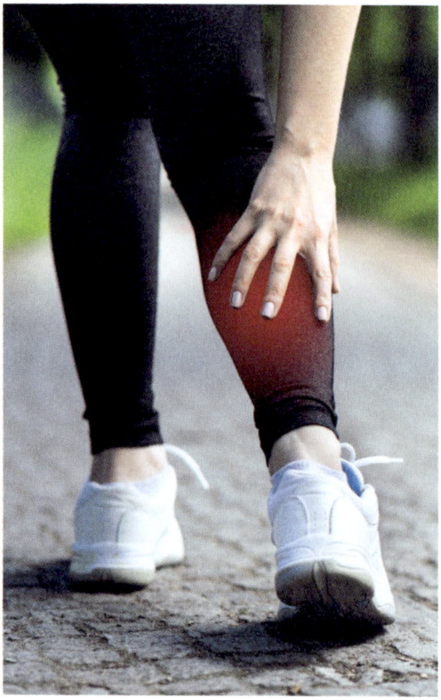

Wadenkrämpfe im Sport sind schmerzhaft und können das Training einschränken.

Magnesium ist ein äußerst wichtiger Mikronährstoff für Sportlerinnen. Ohne Magnesium läuft im Körper nichts, denn Magnesium ist an vielen Prozessen beteiligt: Es ist für die Energiegewinnung zuständig, beeinflusst die Muskelspannung und den Herzrhythmus. Oft ist Magnesiummangel für einen Wadenkrampf verantwortlich. Aber auch andere Mängel an Natrium, Kalium oder Kalzium können muskuläre Probleme verursachen. Um Ihren Körper optimal mit Magnesium zu versorgen, müssen Sie dann mit guten Nahrungsergänzungsmitteln nachhelfen. Die Dosis kann bei 150 Milligramm pro Tag liegen. Aber auch 900 Milligramm sind möglich. Zu viel führt in der Regel zu Durchfall. Und das ist natürlich gerade dann sehr lästig, wenn man Sport treibt.

B-Vitamine sind für die Energiegewinnung unentbehrlich. Sie sind in Fleisch und Vollkornprodukten enthalten. Wer sich als sportliche Frau vegetarisch oder vegan ernährt, sollte unbedingt zusätzlich einen Vitamin-B-Komplex einnehmen.

Eisen ist wichtig für die Blutbildung. Das brauchen sportliche Frauen unbedingt für den Sauerstofftransport. Deshalb sollten besonders junge Frauen viele eisenhaltige Nahrungsmittel zu sich nehmen. Am besten lässt man regelmäßig den Ferritinwert im Blut bestimmen. Ein Wert von über 70 Milligramm pro Liter ist optimal.

Das Coenzym Q10 spielt eine wichtige Rolle im Sport, da es eine Schlüsselrolle im Energiestoffwechsel der Zellen übernimmt. Als Antioxidans hilft es, die Zellen vor oxidativem Stress zu schützen, der bei intensivem Training auftreten kann. Sportlerinnen nehmen Q10 häufig als Nahrungsergänzungsmittel ein, um die Energieproduktion zu unterstützen und die Regenerationszeit zu verkürzen. Optimal ist eine Kombination mit Selen. Daneben sind Aminosäuren essenziell wichtig im Sport! Sie werden nicht nur zum Muskelaufbau benötigt, sondern auch für eine optimale Fettverbrennung, für unsere Gefäße, für unser Immunsystem und für die Produktion unserer Nervenbotenstoffe.

Aminosäuren sind vielen Ausdauersportlerinnen ein unbekanntes Thema. Wer bei einem Marathon oder Triathlon durchhalten will, muss sich vor allem mit Kohlenhydraten versorgen. Denn wenn diese aufgebraucht sind, werden stattdessen Aminosäuren zur Energiegewinnung aus der Muskulatur gewonnen. Deshalb ist eine ausgewogene Ernährung mit Kohlenhydraten und Eiweiß bei langen Ausdauerbelastungen das A und O. Andernfalls kommt es zwangsläufig zum Muskelabbau.

Manchmal reicht es jedoch nicht aus, den Proteinbedarf über die Nahrung zu decken. Im Kraftsport, aber auch im Ausdauersport werden oft mehr und höhere Dosierungen benötigt. Über die Nahrung kann es dann schwierig werden, denn unser Magen-Darm-Trakt kann die großen Eiweißmengen nicht aufnehmen. Blähungen, Bauchschmerzen oder Durchfall können die Folge sein. In diesen Fällen kann es sinnvoll sein, einzelne Aminosäuren zu ergänzen.

SCHON GEWUSST?

Whey-Protein wird aus Molke hergestellt und ist eine der beliebtesten Eiweißpulverarten. Es wird schnell vom Körper aufgenommen und ist reich an essenziellen Aminosäuren. Optimal ist ein *Whey-Hydrolysat*. Es ist schon vorgespalten und wird so schnell und direkt in die Blutbahn aufgenommen, ohne den Darm zu belasten.

Casein-Protein wird ebenfalls aus Milch gewonnen, aber im Gegensatz zu Whey wird es langsamer verdaut. Es eignet sich gut für eine lang anhaltende Proteinzufuhr, zum Beispiel vor dem Schlafengehen.

Für Sportlerinnen mit Laktoseintoleranz oder Veganerinnen eignen sich Soja-, Hanf-, Reis- oder Erbsenprotein.

Die Aminosäuren L-Glutamin, L-Alanin, L-Arginin und die verzweigtkettigen Aminosäuren (abgekürzt VKAA oder BCAA von *Branched Chain Amino Acids*) L-Leucin, L-Isoleucin und L-Valin werden vor allem für den Muskelaufbau benötigt. Im Ausdauersport werden sie gebraucht, um den Muskelabbau zu verhindern. Darüber hinaus haben sie noch weitere Aufgaben: Sie verbessern die Schleimhautzellen, sind wichtig für die Hormonbildung (L-Arginin fördert die Bildung des für den Muskelaufbau bedeutenden Wachstumshormons), unterstützen das Immunsystem und vieles mehr. Die Dosisangaben von Aminosäuren in der Literatur schwanken allerdings stark.[66] Viele Kraftsportlerinnen nehmen höhere Mengen als allgemein empfohlen zu sich. Eines muss jedoch beachtet werden: Proteine und Aminosäuren werden über die Nieren ausgeschieden. Nimmt man zu viel davon, kann es zu Nierenschäden kommen!

L-Carnitin ist der Schlüssel zur Optimierung des Fettstoffwechsels. Es wird aus den Aminosäuren L-Methionin und L-Lysin gebildet und fungiert als Transporter für die Fettsäuren. L-Carnitin ermöglicht deren besseren Transport in die Zellen, wo sie zur Energiegewinnung verbrannt werden. Wer beim Ausdauersport an die Fettreserven gehen muss oder will, sollte unbedingt gut mit L-Carnitin versorgt sein. Im Ausdauersport werden zwei Gramm vor dem Training empfohlen.

Eher unbekannt im Sport ist die Aminosäure L-Taurin. Die meisten kennen sie als Zusatz in Energydrinks. Im Sport hilft sie, die Ausdauer und die Regeneration zu verbessern, sie ist an der Energiegewinnung beteiligt und sorgt für einen ausgeglichenen Flüssigkeitshaushalt. Empfohlen werden 1000 Milligramm täglich, bei intensiven Trainingseinheiten auch 2000 Milligramm.

Der beste Zeitpunkt für Mikronährstoffe

Im Sport gibt es das sogenannte Open-Window-Phänomen: Unmittelbar nach der Belastung, wenn der Stoffwechsel voll in Fahrt ist, ist der Körper besonders aufnahmefähig für Nährstoffe. Deshalb trinken viele Kraftsportlerinnen direkt nach dem Training einen Eiweißshake, idealerweise in Kombination mit Kohlenhydraten.

Wettkampfläuferinnen genießen nach dem Marathon ein alkoholfreies Hefeweizen, um die Kohlenhydratspeicher optimal aufzufüllen. Aber auch für alle Mikronährstoffe gilt: Die Aufnahme ist in den ersten zwei Stunden nach der Belastung am besten. Denn nach dem Sport ist vor dem Sport.

Bedeutung der Darmgesundheit im Sport

Eine gute Verdauung ist für Sportlerinnen von großer Bedeutung, denn der Darm nimmt alle Nährstoffe auf und ist an der Energiegewinnung beteiligt. Über die Darm-Hirn-Achse beeinflusst der Darm auch die Motivation und die Stressresistenz. Zudem kommuniziert die Mikrobiota über die Darm-Muskel-Achse mit der Muskulatur, wobei Substanzen wie Laktat eine Rolle spielen.

Häufige Magen-Darm-Beschwerden wie Übelkeit, Sodbrennen, Durchfall, Blähungen und Krämpfe können die Leistungsfähigkeit von Ausdauersportlerinnen beeinträchtigen. Grund für diese Beschwerden ist zum einen eine

Eine Auswahl der wichtigsten Mikronährstoffempfehlungen für besonders sportliche Frauen	
Mikronährstoff	**Dosierung pro Tag**
Selen	100 µg
Coenzym Q10	100 bis 200 mg
Magnesium	150 mg (individuell mehr)
B-Vitamine	als Komplex je nach Präparat
Taurin	1000 mg
Eisen	je nach Bedarf
Aminosäuren	je nach Bedarf

mangelnde Durchblutung des Darms während der Belastung. Zum anderen sorgt die »Erschütterung« für verstärkte Darmtätigkeit. Hinzu kommt häufig ein Mangel an Magensäure, der durch die Überlastung beim Sport verursacht werden kann.

Zu viel Eiweiß ist auf Dauer für den Darm schädlich. Bei vielen Kraftsportlerinnen schaffen die Verdauungsenzyme es nicht, alles zu zersetzen. Das führt dazu, dass Eiweiß in tiefe Darmabschnitte gelangt, wo es nicht hingehört. Dort kommt es mit Darmbakterien in Verbindung, die übel riechende Gase bilden.

Zur Unterstützung der Eiweißverdauung kann man Bitterstoffe und Verdauungsenzyme ergänzen. Damit wird der Magen-Darm-Trakt entlastet. Vor allem sollte man aber den Eiweißkonsum anpassen!

Mikronährstoffe für ein langes, gesundes Leben

Wir alle wünschen uns ein langes Leben und wollen bis ins hohe Alter fit bleiben. In der Tat werden wir immer älter. Mehr und mehr Menschen erreichen das 90. oder sogar das 100. Lebensjahr. Allerdings häufig zu einem hohen Preis mit Krankheit und Pflegebedürftigkeit.

In der Medizin geht es oft um die Therapie oder die Früherkennung von Krankheiten, weniger um Vorbeugung, obwohl das Bewusstsein für einen gesunden Lebensstil steigt. Leider schätzen wir Gesundheit meist erst, wenn wir sie verloren haben. Longevity beschreibt biologische, medizinische und soziale Faktoren, die dazu beitragen, dass Menschen länger leben können und dabei eine gute Gesundheit und Lebensqualität erhalten.

SCHON GEWUSST?

Der Medizin-Nobelpreisträger Alexis Carrel sagte einst: »Langlebigkeit ist nur erstrebenswert, wenn sie das Jungsein verlängert, nicht aber das Altsein hinauszieht.« Da ist was dran, finden Sie nicht auch?!

Jede Frau kann selbst dazu beitragen: Bei gesundheitsfördernder Lebensweise stehen regelmäßige Bewegung und nährstoffreiche Ernährung im Mittelpunkt. Auch Mindset spielt eine wichtige Rolle. Hierzu gehört der richtige Umgang mit Stress, die Zeit mit Familie und Freunden und nicht zuletzt guter Schlaf. Die Prävention ist – vor allem auch unterstützend mit Mikronährstoffen – das A und O.

Unsere Gene spielen für unser individuelles Lebensalter eine untergeordnete Rolle. Bei sehr alten Menschen wurden bisher nur wenige genetische Dispositionen gefunden, die für das hohe Alter verantwortlich sein könnten. Der persönliche Lebensstil und Umwelteinflüsse haben hingegen einen erheblich größeren Einfluss darauf, wie lange ein Mensch gesund lebt.

Die meisten Lebensjahre werden von den sogenannten Zivilisationskrankheiten wie Diabetes mellitus, Krebs, Herzinfarkten und Schlaganfällen geraubt. Diese Krankheiten sind zwar nicht völlig vermeidbar, können aber

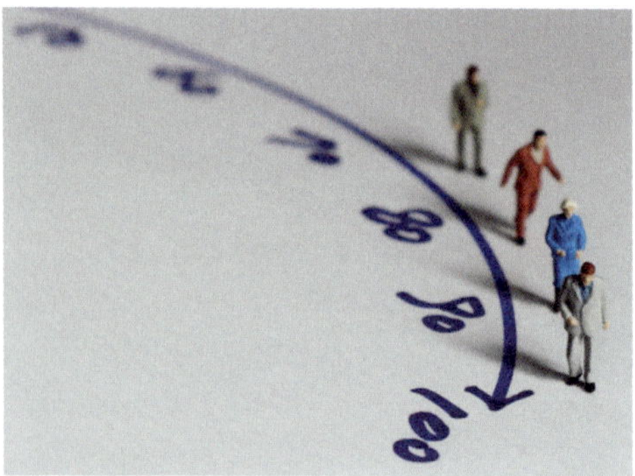

Unsere Gesellschaft wird immer älter.

durch einen gesunden Lebensstil und ausgewogene Ernährung zumindest eingedämmt oder herausgezögert werden. Rauchen, Übergewicht, Alkohol, hoher Fleischkonsum oder Mikronährstoffmängel sind weitere Faktoren, die uns Lebensjahre verlieren lassen.[67]

Mikronährstoffmängel können durch Blutuntersuchungen (wie auf Seite 29 beschrieben) festgestellt werden und sollten immer ausgeglichen werden. Entscheidend sind vor allem Vitamin D, Omega-3-Fettsäuren und Antioxidantien.

Unsere Gesundheit und Fitness können wir zum großen Teil selbst beeinflussen. Dass wir in Europa nicht die höchste Lebenserwartung weltweit haben, liegt unter anderem an dem ungesunden Lebensstil. Es wird zu viel Fettiges, Süßes und Salziges verzehrt. Zu viel Stress und zu wenig Ruhepausen zeichnen bei den meisten Menschen den Alltag aus.[68]

Die Bedeutung von Lifestyle-Faktoren

In den letzten Jahren wurde viel zum Thema Longevity geforscht: Wie lebt man möglichst lange gesund? Es stellte sich die Frage, wieso je nach Region auf der Welt die Lebensdauer so unterschiedlich ist. Und hier wurden die sogenannten *Blue Zones* gefunden: Regionen, in denen Menschen besonders lange gesund leben. Hierzu zählen Okinawa in Japan, Loma Linda in Kalifornien, Ikaria in Griechenland, Sardinien in Italien und Nicoya in Costa Rica.[69]

Was hat es mit den Blue Zones auf sich?

Grundsätzlich herrscht hier ein eher »vor-moderner« Lebensstil: einfach und naturverbunden. Das Essen kommt aus dem eigenen Garten oder der Umgebung. Hoch verarbeitete Fertigprodukte oder Fast Food spielen für die meisten dieser alten Menschen kaum eine Rolle. Bewegung ist ein natürlicher Teil des Lebens. Und ganz wichtige Punkte sind Familie, soziale Bindungen und Zufriedenheit.

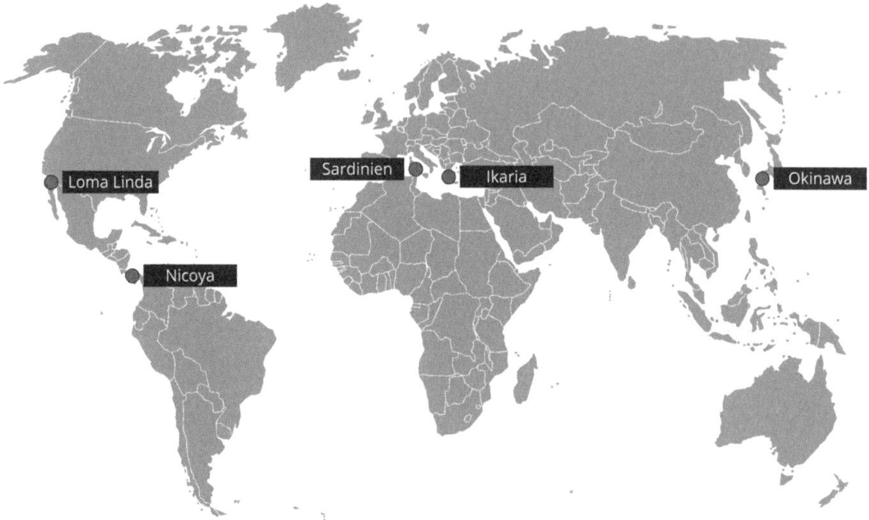

In den fünf Blue Zones leben die Menschen länger als im Rest der Welt.

Zwei Regionen haben wir beispielhaft ausgewählt, um die Besonderheiten zu beschreiben. Vielleicht können Sie daraus etwas für sich mitnehmen: zum einen Okinawa. In Japan leben etwa 70 000 hundertjährige Frauen und Männer, davon ein Drittel in Okinawa. Die meisten von ihnen leben völlig autark – Fremdhilfe wird nicht benötigt. Die Menschen sind bis ins hohe Alter aktiv, den Begriff des Ruhestandes gibt es dort nicht. Und woran liegt es nun, dass die Menschen dort so alt werden? Es ist eine Kombination aus einigen Faktoren. Die Nahrung setzt sich bei den Menschen in Okinawa aus 70 Prozent lila Süßkartoffeln, zwölf Prozent Reis und ansonsten Eiweiß und Fett aus Pflanzen zusammen. Es gibt also kaum tierische Produkte und keinen Zucker. Außerdem gibt es ein japanisches Mantra: *Hara Hachi Bu*, was soviel heißt wie »Iss dich nie komplett satt, sondern fülle deinen Magen nur zu 80 Prozent.«

Auf Sardinien gibt es eine interessante Besonderheit: Es sind ausnahmsweise die Männer, die länger leben als Frauen. Männer sind dort für das Hüten der Tiere verantwortlich, leben draußen, haben viel Bewegung und wenig Stress. Frauen haben wesentlich mehr Stress durch das Managen des ganzen Lebens – Familie, Haushalt und Finanzen. Die Ernährung sieht allerdings ganz anders aus als auf Okinawa, sie ist mediterran und sehr Omega-3-reich. Und noch ein ganz wichtiger Punkt: Essen heißt hier nicht in kürzester Zeit satt werden, sondern Essen heißt Genuss.

SCHON GEWUSST?

Der Sinn des Lebens mag für jeden Menschen und jeden Kulturkreis ein anderer sein, doch er ist für alle Menschen gleichermaßen bedeutsam. Die Einwohner von Okinawa nennen es »Ikigai« und die Nikoyaner nennen es »Plan de Vida«. Für beide bedeutet es »warum ich morgens aufwache«. Das Bewusstsein um die Sinnhaftigkeit ist eine zusätzliche Lebenserwartung von bis zu sieben Jahren wert.

Es wäre doch schön, wenn wir von den Blue Zones die eine oder andere Lebensweise in unser Leben übertragen könnten. Schauen Sie sich doch mal das Rezept zum mediterranen Fischeintopf auf Seite 221 an. Der passt wunderbar zum Thema Genuss.

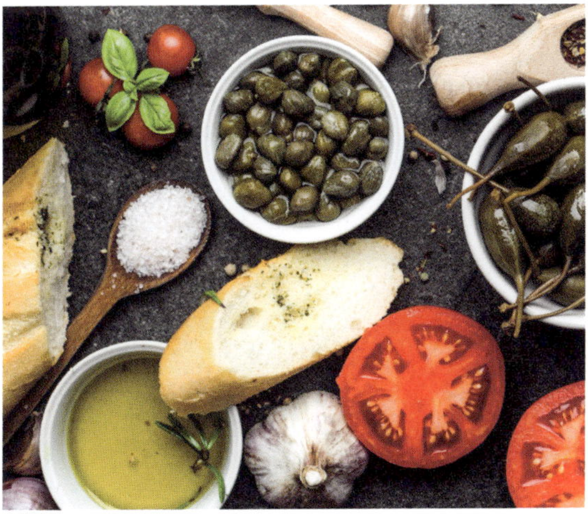

Die Vielfalt der mediterranen Ernährung lässt so gut wie keine geschmacklichen Wünsche offen.

Mikronährstoffe und Longevity

Mikronährstoffe sind enorm wichtig, wenn es darum geht, die Langlebigkeit zu fördern und die Gesundheit bis ins hohe Alter zu erhalten. Sie verhindern vor allem dauerhafte Schäden an den Zellen und dem Erbgut. Somit können sie Alterungsprozesse verlangsamen und das vorzeitige Altern zumindest verzögern. Nachgewiesen ist es vor allem bei Vitamin D und Omega-3-Fettsäuren.

SCHON GEWUSST?

Rauchen behindert einerseits die Aufnahme und die Verwertung von Mikronährstoffen und erhöht gleichzeitig ihren Verbrauch. Dabei spielt das Alter eine Rolle, denn bei älteren Raucherinnen ist die Versorgung mit Mikronährstoffen schlechter als bei jüngeren. Das gilt besonders für die Vitamine A, B, C und D, betrifft aber auch die Mineralstoffe Kalzium, Kupfer, Selen und Zink.

Umweltfaktoren wie Ernährung, Stress, Rauchen, ein ungesunder Lebensstil, aber auch Umweltverschmutzung können Veränderungen an den Zellen und am Erbgut verursachen, was mit verschiedenen Gesundheitsrisiken wie Herz-Kreislauf-Erkrankungen, Krebs oder Alzheimer in Verbindung steht. Daher ist es so wichtig, diese schädigenden Faktoren im besten Fall zu vermeiden und mit Antioxidantien wie Vitamin C, Vitamin E, Coenzym Q10 und Selen abzufangen.

DIE MISCHUNG MACHT'S

Eine Studie fand heraus, dass die Einnahme von Vitamin D und Omega-3-Fettsäuren in Kombination mit Krafttraining die Gesamtsterblichkeit signifikant senken kann.[70]

Zum Thema Mikronährstoffe wird aktuell intensiv geforscht.[71] Hierzu gehören die Aminosäure L-Taurin, das Spermidin und die Carotinoide wie Lutein und Lycopin oder das Astaxanthin. Auch Quercetin und Resveratrol scheinen in Hinblick auf ein langes, gesundes Leben zu unterstützen.

Longevity reicht sehr viel weiter als das tägliche Einnehmen von Supplementen. Letztendlich bestimmt der gesamte Lebensstil, wie alt ein Mensch werden kann und wie gesund er dabei bleibt. Die Kombination aus ausgewogener, mediterraner Ernährung, regelmäßiger Bewegung und spezifischen Mikronährstoffen könnte eine wirksame und alltagstaugliche Strategie zur Förderung der Langlebigkeit darstellen.

Wichtig ist jedoch: Jeder Mensch ist anders. Daher gibt es auch nicht für alle eine allgemeingültige Empfehlung. Die Grundsätze sind für alle gleich, individuelle Strategien sollten nach einer Laboranalyse entwickelt werden.

Auswahl von Mikronährstoffempfehlungen für Longevity	
Mikronährstoff	**Dosierung pro Tag**
Selen	50 bis 100 µg
Vitamin D	2000 IE
Omega-3-Fettsäuren	1500 mg
Coenzym Q10	50 bis 100 mg
Vitamin C	500 bis 1000 mg
Resveratrol	150 mg
Quercetin	250 bis 750 mg
Spermidin	1 bis 2 mg
Taurin	1 g

KAPITEL 4

NAHRUNGS-ERGÄNZUNGSMITTEL FÜR EIN GESUNDES LEBEN

In diesem Kapitel schauen wir uns an, wann Nahrungsergänzungsmittel für Frauen sinnvoll sind und wann nicht. Außerdem erklären wir, worauf man bei Qualität und Sicherheit dieser Produkte achten sollte, damit man sich besser informiert für oder gegen ein Präparat entscheiden kann. Wenn man weiß, wie man sie richtig anwendet, kann man die Vorteile besser nutzen und mögliche Risiken vermeiden.

Wann sind Nahrungs-ergänzungsmittel sinnvoll?

Unsere Ernährungsgewohnheiten haben sich im Laufe der Zeit verändert, und nicht immer sind frische, nährstoffreiche Lebensmittel verfügbar. Die moderne Landwirtschaft und Lebensmittelproduktion können zu einem Verlust an Nährstoffen in unseren Lebensmitteln führen. Hinzu kommt, dass viele Menschen aufgrund von Zeitmangel oder speziellen Ernährungspräferenzen nicht immer eine ausgewogene Mahlzeit zu sich nehmen können. In solchen Situationen können Nahrungsergänzungsmittel helfen, den Nährstoffbedarf zu decken.

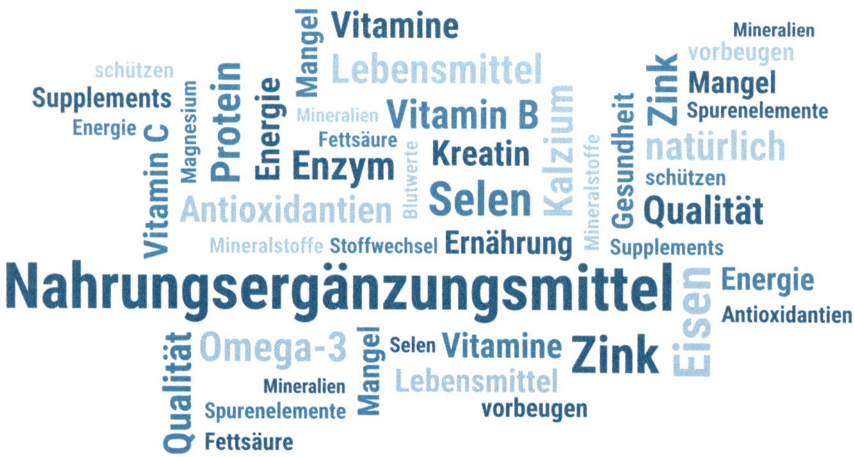

Das Thema Nahrungsergänzungsmittel ist komplex und vielfältig.

Immer wieder taucht die Frage auf: »Kann ich die benötigten Nährstoffe in ausreichender Menge über die Nahrung aufnehmen oder brauche ich Nahrungsergänzungsmittel?« Dabei sind folgende Aspekte zu beachten: Bekomme ich die Mikronährstoffe mit der Nahrung? Es gibt unterschiedliche Ansätze, manche Expertinnen und Experten sagen, wir bekommen alles über ausgewogene Ernährung, andere sehen Defizite. Und wie ist mein individueller Bedarf? Geht es nur um ein gesundes Leben oder habe ich schon bestimmte Krankheiten und möchte diese so natürlich wie möglich mithilfe von Mikronährstoffen behandeln? In diesem Fall sind oft hohe Dosierungen erforderlich, die über die Nahrung nur schwer aufgenommen werden können.

Nährstoffgehalt in Lebensmitteln

In den letzten Jahrzehnten hat sich der Nährstoffgehalt der Lebensmittel deutlich verringert. Die Menge an Mikronährstoffen in pflanzlichen Lebensmitteln wie Getreide, Obst und Gemüse ist allein durch Bodenauslaugung, Überdüngung und Mischkulturen drastisch gesunken. Auch das ist nicht zu unterschätzen: In den ersten zwei Stunden nach der Ernte gehen bei vielen Gemüsesorten viele Nährstoffe verloren. Deshalb ist frisches Bio-Gemüse auch tiefgekühlt die beste Nährstoffquelle, wenn man nicht direkt beim Bauern kaufen kann oder will. Die Nährstoffaufnahme hängt also von verschiedenen Faktoren ab.[1]

Wenden wir uns dem Thema Fleisch und Fisch zu. Hier ist die Fütterung das wichtigste Thema. Die Tiere werden mit Kohlenhydraten (zum Beispiel Maisbrei) gemästet. Das führt in erster Linie zur Verfettung. Dabei entstehen die ungünstigen Fettsäuren, die wir dann beim Fleischverzehr aufnehmen. Anders sieht es aus, wenn die Tiere biologisch gehalten werden und sich überwiegend pflanzlich ernähren. Dann enthält das Fleisch wichtige gute Fettsäuren wie Omega-3-Fettsäuren.

Ein weiterer Punkt ist die Nährstoffaufnahme über den Darm. Der Mensch lebt nicht von dem, was er isst, sondern von dem, was er an Nährstoffen aus der Nahrung aufnehmen kann. Und diese Aufnahme erfolgt im Darm und hängt wiederum davon ab, wie gut gekaut wird, von der Magensäure, vom Zustand der Schleimhäute und von der Darmflora.

Jeder Mensch ist einzigartig und die Bedürfnisse seines Körpers können variieren. Manche Menschen können aufgrund ihrer genetischen Veranlagung oder ihres individuellen Gesundheitszustandes einen erhöhten Bedarf an bestimmten Vitaminen oder Mineralstoffen haben. Stress, akute oder chronische Erkrankungen, Leistungssport oder auch die dauerhafte Einnahme von Medikamenten können hier eine Rolle spielen. In solchen Fällen können Nahrungsergänzungsmittel eine gute Lösung sein, um den individuellen Nährstoffbedarf zu decken.

Es ist wichtig zu betonen, dass Nahrungsergänzungsmittel nicht dazu dienen sollten, eine unausgewogene Ernährung zu rechtfertigen. Eine abwechslungsreiche und ausgewogene Ernährung bleibt die erste und beste Quelle für die meisten Nährstoffe. Nahrungsergänzungsmittel sollten nur dann eingesetzt werden, wenn eine ausreichende Zufuhr über die normale Ernährung nicht gewährleistet ist. Bei laborchemisch nachgewiesenen Mangelzuständen sollten diese auf jeden Fall durch entsprechend hoch dosierte Präparate ausgeglichen werden.[2]

Auswahl der richtigen Dosierungen

Bei der Wahl des Nahrungsergänzungsmittels ist die richtige Dosierung entscheidend. Eine Überdosierung bestimmter Vitamine und Mineralstoffe kann negative Auswirkungen haben. Es ist daher ratsam, sich an die empfohlenen Tagesdosen zu halten und nicht blind höhere Mengen einzunehmen. Vor allem fettlösliche Vitamine wie A, D, E und K können sich im Körper anreichern und in zu großen Mengen toxisch wirken.

Manchmal werden Mikronährstoffe versteckt aufgenommen, zum Beispiel durch angereicherte Säfte oder Multivitamin-Brausetabletten. Dies kann schnell zu einer Überdosierung führen, genauso wie die Kombination verschiedener Multipräparate. Vor allem bei Kindern und älteren Frauen, die empfindlicher auf Dosierungen reagieren, sollte man besonders vorsichtig sein.

Der Nährstoffbedarf kann sich im Laufe der Zeit ändern, sei es durch Schwangerschaft, Wechseljahre, Alter, Krankheit oder Änderungen des Lebensstils. Daher ist es wichtig, die gewählte Nahrungsergänzung regelmäßig zu überprüfen und gegebenenfalls anzupassen.

Insgesamt ist die Auswahl der richtigen Nahrungsergänzungsmittel und die Festlegung einer angemessenen Dosierung ein wichtiger Schritt für Frauen, um ihre Gesundheit zu fördern und mögliche Mangelerscheinungen zu vermeiden. Zusätzlich ist es ratsam, sich über die möglichen Wechselwirkungen mit verschriebenen Medikamenten zu informieren.

Qualität und Sicherheit von Nahrungsergänzungsmitteln

Wir können Nahrungsergänzungsmittel als Werkzeuge für unsere Gesundheit sehen – man muss jedoch auch damit umgehen können, um eine Wirkung zu erzielen. Mit dem wachsenden Interesse an der eigenen Gesundheit und dem Wohlbefinden rücken zusätzlich auch Fragen zu Qualität und Sicherheit von Nahrungsergänzungsmitteln in den Vordergrund: Wir können sie »richtig« einsetzen, und wir können sie »falsch« einsetzen.

Worauf ist bei der Auswahl eines Nahrungsergänzungsmittels zu achten?

Gerade weil der Markt an Nahrungsergänzungsmitteln sehr unübersichtlich ist, sollte bei der Auswahl genau hingeschaut werden. Genauso wie Obst nicht gleich Obst und ein Apfel keine Birne ist, sind auch Nahrungsergänzungsmittel nicht unbedingt vergleichbar. Viele Anbieter verkaufen ihre Produkte in Supermärkten, Apotheken, Drogerien, Online-Shops und Gesundheitsinstituten. Das erschwert die richtige Produktwahl. Deshalb haben wir hier die wichtigsten Punkte zusammengestellt, auf die Sie bei Mikronährstoff-Präparaten achten sollten:

- Welche Mikronährstoffe und wie viel davon werden benötigt? Sind es nur Vitamine und Spurenelemente? Denn diese können leicht und unkompliziert in eine Kapsel abgefüllt werden und erfordern somit meist keine weiteren Hilfsstoffe. Aminosäuren und Mineralstoffe sind voluminöser und geschmacksintensiver. Werden diese in höheren Dosierungen eingesetzt, sollte man ein Pulver nehmen.
- Darreichungsformen in Pulverlösung zum Trinken oder auch in flüssigen Fertigdarreichungen, je nach Art, Menge und Verbindung der eingesetzten Nährstoffe, erfordern immer technologische Hilfsmittel wie Aromen, Süßungsmittel oder Rieselhilfen.
- Ein Nahrungsergänzungsmittel sollte nicht nach der Verpackung oder der Darreichungsform beurteilt werden, sondern nach enthaltenen Inhaltsstoffen. Manchmal kann es sein, dass ein Aroma oder Süßungsmittel enthalten ist.

Die wichtigsten Allergene sind in der Zutatenliste auf den Präparaten meist fett oder kursiv hervorgehoben.

Allgemeine Anforderungen an ein hochwertiges Nahrungsergänzungsmittel	
Anforderung	**Erklärung**
Reinheit	Achten Sie darauf, dass in den Präparaten keine Farb- oder Konservierungsstoffe enthalten sind.
Allergene und Unverträglichkeiten	Zu den Allergenen gehören Milcheiweiß, Soja und Gluten. Oft sind Laktose und Fruktose unverträglich.
Zusatzstoffe	Künstliche Farb- und Aromastoffe, Konservierungsstoffe wie *Magnesiumstearat* und *Titanoxid* sowie Bindemittel und Füllstoffe sollten möglichst nicht in Präparaten enthalten sein.
Schadstoffe	Schwermetalle und Pestizide können Sie meistens leider nicht auf der Verpackung erkennen. Das muss im Labor untersucht werden bzw. geht über die Anbieterzertifizierung.
Rohstoffverbindung	Mineralstoffe und Spurenelemente werden in anorganischen und organischen Verbindungen angeboten. Letztere sind meist teurer, aber generell besser in der Bioverfügbarkeit und somit vorzuziehen.

Omega-3-Präparate – gute Qualität erkennen

Gerade bei Fischölkapseln und flüssigem Öl gibt es große Qualitätsunterschiede. Der wichtigste Punkt ist, nur gereinigte Öle zu kaufen. Bei Fischölkapseln ist es wichtig, Präparate von Fischen am Anfang der Nahrungskette zu wählen. Auf Lebertran sollten Sie verzichten. Da die Leber das Entgiftungsorgan ist, enthält sie viele Schadstoffe.

Quecksilber ist das problematischste Schwermetall im Fisch. Verwenden Sie Fischöle, die besonders stark gereinigt sind, oder Algenöle. Bei diesen wird auch das enthaltene Mikroplastik entfernt.

Achten Sie auf Hersteller, deren Produktion nach Qualitätszertifikaten wie *International Featured Standards Food* (IFS-Food) oder *Good Manufacturing Practice* (GMP) arbeitet: Solche Hersteller prüfen Rohwaren regelmäßig im Labor auf Schadstoffe. In Deutschland gibt es daneben die Kölner Liste: Präparate, die hier gelistet werden, wurden im Labor auf dopingrelevante Substanzen getestet und so produziert, dass Verunreinigungen kaum möglich sind.

Bei der Verwendung von Nahrungsergänzungsmitteln ist es wichtig, dass die Produkte klar gekennzeichnet sind, in einer zertifizierten und kontrollierten Umgebung produziert werden und nur geprüfte und sichere Inhaltsstoffe enthalten. Das sorgt für Qualität und Sicherheit der Produkte.

VORSICHT MIT SYNTHETISCHEN OMEGA-3-PRODUKTEN

Präparate mit synthetischen Omega-3-Fettsäuren in hohen Dosierungen bis 4000 Milligramm können bei Herzpatienten das Risiko für Vorhofflimmern erhöhen, berichtet das Bundesinstitut für Risikobewertung. Bei natürlichen Omega-3-Quellen wie Algenöl besteht dieses Risiko nicht. Der Warnhinweis bezieht sich ausschließlich auf Menschen mit bestehenden Herzerkrankungen, bei denen synthetische Präparate in hoher Dosierung das Risiko für unerwünschte Herzrhythmusstörungen erhöhen können. Das Institut weist darauf hin, dass es wichtig ist, auf die Quelle der Omega-3-Fettsäuren zu achten, und rät Herzpatienten, sich bei der Einnahme von Omega-3-Präparaten ärztlich beraten zu lassen.[3]

Unterscheidung verschiedener Darreichungsformen	
Darreichungsform	**Erklärung**
Hartkapseln	Hartkapseln können aus Gelatine oder modifizierter Zellulose hergestellt werden. Zellulosekapseln sind geeignet für Vegetarier und Veganer.
Pulver	Pulver ist gut einsetzbar bei hohen Dosierungen. Es enthält aber meistens Aromen und Süßungsmittel.
Weichkapseln	Weichkapseln aus Gelatine werden zur Verkapselung von Ölen eingesetzt. Als vegetarische Alternative gibt es inzwischen Weichkapseln aus Algen oder Tapiokastärke.
Tabletten	Tabletten sind preiswert zu produzieren und werden daher oft bei günstigeren Präparaten eingesetzt. Sie benötigen immer Füllstoffe, damit die Wirkstoffverbindungen stabil bleiben, und Überzugsmittel.
Brausetabletten	Fast alle Brausetabletten enthalten zu viele Zusatz-, Farb- und Aromastoffe sowie Süßungsmittel.
Flüssigkeiten	Flüssige Präparate haben meist den Nachteil, dass sie Zusatzstoffe enthalten, wie Farb- und Aromastoffe, Süßstoffe und Konservierungsmittel.
Sprays	Sprays haben den Vorteil, dass die Nährstoffe schon über die Mundschleimhaut aufgenommen werden können, ohne den Magen-Darm-Trakt zu belasten.

KAPITEL 5

VON DER THEORIE ZUR PRAXIS: IHR WEG ZU OPTIMALER GESUNDHEIT

Sich im Dschungel der Mikronährstoffe zurechtzufinden, kann eine Herausforderung sein. Es ist unmöglich, einzelne Prozesse isoliert zu betrachten und nur an genau einer Stelle anzusetzen. Damit Sie dennoch den bestmöglichen Überblick erhalten, möchten wir Ihnen abschließend konkrete Empfehlungen mit auf den Weg geben, sodass Sie eine optimale Nährstoffversorgung umsetzen und Ihre Gesundheit künftig selbst in die Hand nehmen können.

Viel Erfolg auf Ihrem Weg zu mehr Gesundheit

Sie sehen, eine gezielte und bewusste Unterstützung der Gesundheit ist von entscheidender Bedeutung. Wir hoffen, dass wir Ihnen mit diesem Buch wertvolle Erfahrungen und praktische Ansätze geben konnten. Unser Fokus lag dabei auf verschiedenen Systemen wie dem Hormonhaushalt, dem Fettstoffwechsel, dem Herz-Kreislauf-System, dem Immunsystem, dem Stress und dem Darm. Diese Systeme können nur dann optimal funktionieren, wenn wir den Fokus nicht nur auf einen Teil legen, sondern immer unseren Körper im Ganzen betrachten. Vor allem über unseren Darm wird eine Vielzahl von Funktionen in unserem Körper beeinflusst. Präventive Gesundheitsmaßnahmen in Form von Mikronährstoffen sind der Schlüssel zu langfristigem Wohlbefinden und einer hohen Lebensqualität.

Wir sind zuversichtlich, dass wir Sie auf Ihrer Reise zu optimaler Gesundheit unterstützen konnten. Wir hoffen, dass es Sie motiviert und ermutigt, die große Kraft der Mikronährstoffe bewusst in Ihren Alltag zu integrieren. Wir wünschen Ihnen viel Erfolg auf Ihrem Weg zu einem gesünderen und zufriedeneren Leben. Bleiben Sie neugierig, informiert und aktiv in Sachen Ihrer eigenen Gesundheit! Ihnen alles Gute auf Ihrem Weg zu optimaler Gesundheit und Wohlbefinden! Auf den folgenden »Bonus-Seiten« haben wir für Sie wertvolle Zusatzinformationen zusammengestellt, mit denen Sie Ihre Ernährung optimal gestalten können. Hier finden Sie umfassende Nährstofflisten, die zeigen, welche Lebensmittel besonders reich an wichtigen Vitaminen und Mineralstoffen sind. Zusätzlich präsentieren wir die Idee des Leberfastens sowie leckere und gesunde Rezepte. Nutzen Sie diese Bonus-Seiten, um Ihre Gesundheit weiter zu verbessern und Ihre Nährstoffziele zu erreichen.

Die ultimative Nährstoffliste

In den folgenden Tabellen werden die besten natürlichen Quellen für Vitamine, Mineralstoffe, Antioxidantien, Aminosäuren und ungesättigte Fettsäuren vorgestellt.

Vitaminquellen		
Vitamin	**Erklärung**	**Quelle**
Betacarotin	Vorstufe von Vitamin A	Möhren, Süßkartoffeln, Kürbis, Cantaloupe-Melone, gelbe und orangefarbene pflanzliche Lebensmittel, Leber, Eigelb, Fischleberöl
Thiamin	Vitamin B_1	Weizenkeime, Sonnenblumenkerne, Haferflocken, Vollkorngetreide, Pinienkerne, Erdnüsse, Erbsen, Schweinefleisch, Leber, Hühnerfleisch, Fisch
Riboflavin	Vitamin B_2	Vollkorngetreide, Mandeln, Spinat, Spargel, Brokkoli, Milchprodukte, Fleisch, Ei
Niacin	Vitamin B_3	Vollkorngetreide, Pilze, Erdnüsse, Avocados, Fleisch, Fisch, Geflügel
Pantothensäure	Vitamin B_5	Avocado, Süßkartoffeln, Hülsenfrüchte, Pilze, Brokkoli, Fleisch, Fisch, Milchprodukte, Ei
Pyridoxin	Vitamin B_6	Vollkorngetreide, Kartoffeln, Pflaumen, Bananen, Haselnüsse, Walnüsse, Bohnen, Hühnerfleisch, Fisch, Leber, Ei

Vitaminquellen		
Vitamin	**Erklärung**	**Quelle**
Biotin	Vitamin B_6	Avocado, Hefe, Vollkorngetreide, Leber, Ei, Fisch
Folsäure	Vitamin B_9	Bohnen, Linsen, Spargel, Erdnüsse, Erbsen, Mais
Vitamin C	–	Acerola, Orangen, Zitronen, Grapefruit, Erdbeeren, Kiwi, Kohl, Spinat, Brokkoli, Kartoffeln, Tomaten, innere Organe, rohe Fischleber
Vitamin D	–	Pilze, Nüsse, Fischleberöl, fetter Fisch (Lachs, Makrele), Eigelb
Vitamin E	–	Olivenöl, Sonnenblumenöl, Mandeln, Haselnüsse, Erdnüsse, Spinat, Möhren, Avocados, Ei, Leber, Fisch
Vitamin K	–	Weizenkeime, Kohl, Mangold, Petersilie, Brokkoli, Spinat, Erbsen, Cashews, Sojaöl, Olivenöl, fermentierte Lebensmittel, Leber, Ei, Milchprodukte

Mineralstoffquellen	
Mineralstoff	**Quelle**
Kalzium	Tofu, Rhabarber, Spinat, Mandeln, Bohnen, Pak Choi, Kohl, Brokkoli, Milchprodukte (Milch, Käse, Joghurt), Fisch (insbesondere Sardinen und Lachs), Eigelb
Chlorid	Ist in Kochsalz enthalten und daher in allen Produkten mit Salz.
Kalium	Bohnen, Pflaumen, Kartoffeln, Rosinen, Spinat, Artischocken, Tomaten, Orangen, Fleisch (insbesondere Geflügel und Fisch), Milchprodukte
Magnesium	Kürbiskerne, Mandeln, Cashews, Bananen, Bohnen, Spinat, Feigen, Vollkornreis, Backkakao, Erdnüsse, Ananas, Fisch, Fleisch, Milchprodukte
Natrium	Ist in Kochsalz enthalten und daher in allen Produkten mit Salz, daneben in Fleisch, Fisch, Milchprodukten und Meeresfrüchten.
Phosphat	Linsen, Erdnüsse, Sonnenblumenkerne, Bohnen, Mandeln, Vollkorngetreide, Ei, Fleisch, Fisch, Milchprodukte
Schwefel	Nüsse, Hülsenfrüchte, Zwiebeln, Bärlauch, Knoblauch, Ei, Fleisch, Fisch, Milchprodukte

Spurenelementquellen	
Spurenelement	**Quelle**
Chrom	Brokkoli, Traubensaft, Süßkartoffel, Apfel, Bohnen, Bananen, Tomaten, Fleisch (besonders Leber und Nieren), Fisch
Kobalt	Spinat, Tomaten, Linsen, Salat, Kartoffeln, Fleisch (besonders Leber und Nieren)
Eisen	Bohnen, Linsen, Tofu, Cashews, Spinat, Kartoffeln, Rosinen, Pflaumen, Fleisch (insbesondere Rindfleisch, Schweinefleisch), Geflügel, Fisch
Jod (Aufnahme als Iodid)	Kartoffeln, weiße Bohnen, Algen, Fisch, Meeresfrüchte
Kupfer	Sonnenblumenkerne, Kohl, Cashews, Linsen, Bohnen, Pilze, Backkakao, Rosinen, Erdnüsse, innere Organe (Leber, Nieren), Muscheln, Fisch
Mangan	Vollkornreis, Haferflocken, Spinat, Ananas, Mandeln, Pecannüsse, Vollkorngetreide, Sesam, Erdnüsse, Bohnen, Süßkartoffeln, Fisch, Fleisch
Molybdän	Bohnen, Linsen, Erbsen, Nüsse, Vollkorngetreide, Leber, Niere, Milchprodukte
Selen	Paranüsse, Vollkornreis, Vollkorngetreide, Fisch, Fleisch, Geflügel, Ei
Silizium	Hirse, Kartoffeln, Spinat, Erbsen, Paprika, Birnen, Weintrauben, Bananen, Erdbeeren, Fisch
Zink	Cashews, Mandeln, Kichererbsen, Erdnüsse, Fleisch (insbesondere Rindfleisch, Schweinefleisch, Geflügel), Fisch

Aminosäurequellen	
Aminosäure	**Quelle**
L-Isoleucin	Erbsen, Walnüsse, Vollkornmehl, Fleisch, Geflügel, Fisch, Ei, Milchprodukte
L-Leucin	Erbsen, Walnüsse, Vollkornmehl, Fleisch, Geflügel, Fisch, Ei, Milchprodukte, Sojaprodukte
L-Lysin	Kürbiskerne, Erbsen, Tofu, Buchweizen, Quinoa, Amaranth, Walnüsse, Fleisch, Geflügel, Fisch, Ei, Milchprodukte
L-Methionin	Paranüsse, Sesam, Brokkoli, Erbsen, Spinat, Mais, Hirse, Fleisch, Fisch, Ei, Milchprodukte
L-Phenylalanin	Soja, Kürbiskerne, Erbsen, Walnüsse, Fleisch, Geflügel, Fisch, Ei, Milchprodukte
L-Threonin	Erbsen, Walnüsse, Vollkornmehl, Fleisch, Geflügel, Fisch, Ei, Milchprodukte
L-Tryptophan	Soja, Backkakao, Cashews, Erbsen, Fleisch, Geflügel, Fisch, Ei, Milchprodukte
L-Valin	Chlorella, Spirulina, Erbsen, Vollkornmehl, Fleisch, Geflügel, Fisch, Ei, Milchprodukte

Ungesättigte Fettsäurequellen		
Fettsäure	**Darunter fallen**	**Quelle**
Omega-3-Fettsäuren	α-Linolensäure (ALA)	Leinöl, Hanföl, Hanfsamen, Walnussöl, Rapsöl, Chiasamen
	Eicosapentaensäure (EPA)	fettreiche Fische wie Lachs, Makrele, Sardine, Hering und Algenöl (als Nahrungsergänzung für DHA bei Nicht-Fischessern)
	Docosahexaensäure (DHA)	Algenöl, Mikroalgen (*Schizochytrium sp.* und *Ulkenia sp.*)
Omega-6-Fettsäuren	Linolsäure	Distelöl, Sonnenblumenöl, Weizenkeimöl, Maiskeimöl, Sojaöl, Sesamöl, Chiasamen, Fleisch, Ei, Milchprodukte
	Arachidonsäure	Fleisch, insbesondere rotes Fleisch, Innereien, Eigelb, in geringen Mengen in pflanzlichen Ölen wie Sojaöl vorhanden
Omega-9-Fettsäuren	Ölsäure	Olivenöl, Cashewnussöl, Mandelöl, Avocadoöl, Erdnussöl, Rapsöl und andere fetthaltige pflanzliche Produkte, in geringen Mengen in tierischen Fetten

Leberfasten

Das Leberfasten nach Dr. Worm ist eine Strategie zur Optimierung des Stoffwechsels. Dr. Worms Ansatz des Leberfastens zielt darauf ab, durch eine kalorienreduzierte Ernährung und spezifische Nährstoffzufuhr die Leber zu entlasten und ihre Regenerationsfähigkeit zu fördern. Das Konzept wird insbesondere bei Erkrankungen wie nichtalkoholischer Fettleber, metabolischem Syndrom oder Diabetes mellitus Typ 2 angewendet. Im Zentrum des Leberfastens steht eine 14-tägige Fastenphase. Während dieser nehmen die Teilnehmer hauptsächlich Eiweißshakes mit wenig Kohlenhydraten in Kombination mit Gemüse zu sich.[1]

Das Konzept des Leberfastens hat seinen Ursprung in den traditionellen »Hafertagen«, während derer man sich hauptsächlich von Hafer, Butter und pflanzlichem Eiweiß ernähren sollte. Sie wurden von dem deutschen Internisten und Diabetologen Dr. Carl von Noorden 1903 als Maßnahme zur Senkung des Blutzuckerspiegels und zur Behandlung von Diabetes eingesetzt. Der Insulinbedarf und der Blutzuckerspiegel verbesserten sich signifikant, wobei die folgenden Effekte mehrere Wochen anhielten.[2]

- ein schnellerer Abbau von Leberfett
- eine kontrolliertere Zuckerabgabe durch die Leber
- eine verbesserte Regulation des Blutzuckers (Überwindung der Insulinresistenz)
- verringerte Blutfettwerte
- ein reduziertes kardiovaskuläres Risiko

Wie sinnvoll ist Leberfasten?

Mit Leberfasten verbessern Sie die Gesundheit Ihrer Leber. Besonders eine Fettleber kann durch diese Diätform reduziert werden. Die veränderte Ernährung entlastet die Leber und bringt den Fettstoffwechsel wieder in Schwung. Das Leberfasten hat neben dem positiven Effekt des sinkenden Fettanteils der Leberzellen auch weitere Vorteile:

- Nieren und Bauchspeicheldrüse profitieren davon.
- Durch die ballaststoffreiche Ernährung werden die Körperzellen stärker für Insulin sensibilisiert, wodurch sich sogar die benötigte Insulinmenge bei Diabetes reduzieren kann.
- Menschen mit zu hohem Blutdruck und Cholesterinwerten profitieren davon, dass sich die Fettleber verringert und der glukosegetriebene Energiestoffwechsel verbessert.

Wie funktioniert Leberfasten konkret?

Der Grundbaustein des Leberfastens ist eine fettarme und kalorienreduzierte Ernährung. Sie nehmen täglich zwischen 1000 und 1200 Kilokalorien über zwei bis drei Mahlzeiten pro Tag zu sich. Eine Basis für das Leberfasten ist viel grünes Gemüse.

Die Umsetzung des Leberfastens kann auf unterschiedliche Weise erfolgen. Entweder ersetzen Sie die Mahlzeiten vollständig oder teilweise durch spezielle Shakes oder Sie bereiten sie einfach mit den richtigen Lebensmitteln zu. Die Basis bilden viel frisches Gemüse und ein hoher Anteil an Eiweiß.

Ergänzend sollten Betroffene nur eine sehr geringe Menge an Kohlenhydraten zu sich nehmen. Außerdem stehen gesunde Fette auf dem Speiseplan. Zum Beispiel Omega-3-Fettsäuren oder einfach ungesättigte Fette, wie sie in Nüssen stecken. Zusätzlich können Nährstoffe wie Beta-Glucan oder Cholin den fettabbauenden Effekt verstärken.

Was darf man beim Leberfasten essen?

Beim 14-tägigen Leberfasten verzichten Sie weitestgehend auf Kohlenhydrate und ungesunde Fette. Dreimal täglich wird ein niedrigkalorischer Eiweißshake zu sich genommen. Dazu wird zweimal täglich Gemüse wie zum Beispiel Karotten, Kohlrabi, Paprika, Fenchel oder Tomaten als Rohkost, gekocht, als Gemüsesuppe oder als Salat verzehrt.

Wie sieht eine leberfreundliche Ernährung danach aus?

Um die positiven Effekte des Fastens möglichst lange beizubehalten und bestenfalls dauerhaft von ihnen zu profitieren, sollte bei der Umstellung auf eine normale Ernährung danach auf einige Punkte geachtet werden:

- Kohlenhydrate lassen Ihren Blutzucker- und Insulinspiegel am meisten ansteigen. Eine erneute Verfettung der Leber kann drohen. Greifen Sie bei Kohlenhydraten im Normalfall bitte zur Vollkornvariante oder zu Kartoffeln.
- Genießen Sie bei jeder Mahlzeit Gemüse, Salat oder auch zuckerarmes Obst in Kombination mit eiweißreichen Lebensmitteln, um von Vitaminen und Mineralstoffen zu profitieren und gleichzeitig gut und lang anhaltend satt zu sein.
- Für eine hochwertige Fettqualität verfeinern Sie Ihren Salat oder Ihr Gemüse mit einem hochwertigen Öl, wie beispielsweise Olivenöl.
- Verzehren Sie zweimal wöchentlich fetten Kaltwasserfisch oder gut gehaltene Weidetiere für Ihre Extraportion Omega-3.

Rezeptideen für Ihre Gesundheit

In diesem Abschnitt finden Sie ausgewählte Rezepte, die Ihre Gesundheit fördern. Sie sind nahrhaft und ausgewogen. Gleichzeitig tun Sie Ihrem Körper und Geist etwas Gutes und bleiben vital und aktiv. Alle Rezepte sind für zwei Personen gedacht – also kochen Sie doch mal zusammen mit einer Freundin, Ihrer Tochter, Mutter oder Schwester. Gemeinsam macht es gleich viel mehr Spaß und schmeckt auch besser!

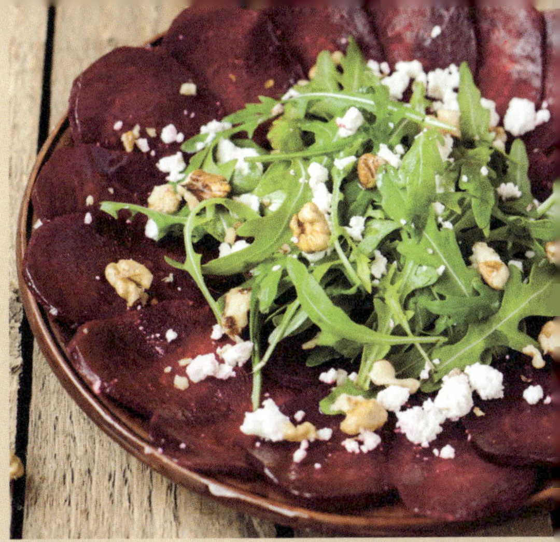
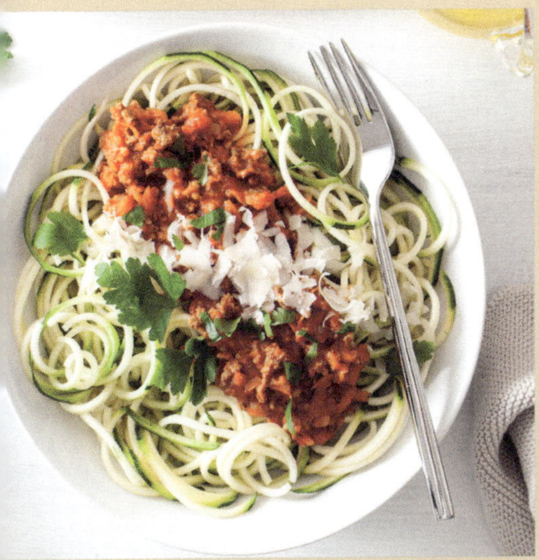
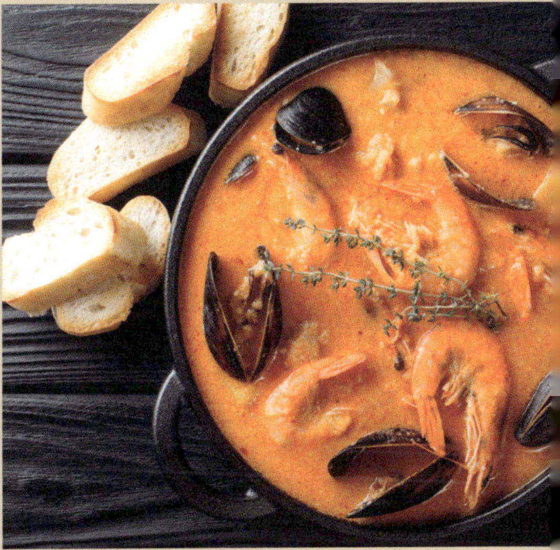
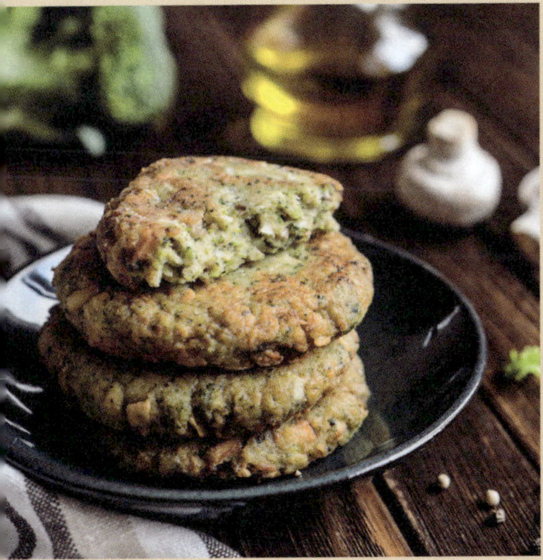
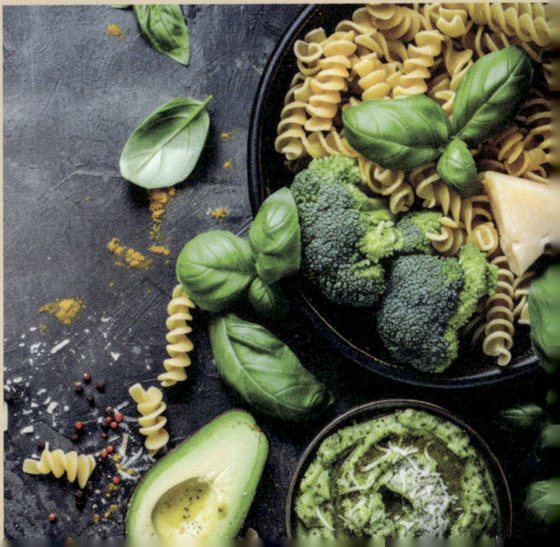

Rohes Rote-Bete-Carpaccio mit Rucola und Ziegenkäse

Schnell zubereitet und nicht nur optisch ein Highlight: Unser rohes Rote-Bete-Carpaccio wird mit Ziegenkäse, Rucola, frischer Petersilie und gerösteten Walnüssen verfeinert. Ein Honig-Senf-Dressing rundet das Rezept ab.

Zutaten:

2 kleine Rote Beten
50 Gramm Rucola
½ Bund Petersilie
40 Gramm Walnüsse
1½ Esslöffel Olivenöl
1 Esslöffel Zitronensaft
1 Teelöffel Honig (flüssig)
1 Teelöffel Senf
1 Esslöffel Balsamico hell
Salz und Pfeffer
50 Gramm Ziegenkäse (Feta oder Ziegenweichkäse, je nach Geschmack)
2 Scheiben Vollkornbrot als Beilage

Zubereitung:

1. Rote Beten schälen und mit einem Gemüsehobel in feine Scheiben hobeln (Tipp: Gummihandschuhe anziehen). Rucola waschen und trocken schleudern. Petersilie abbrausen, trocken schütteln und grob hacken.
2. Walnusskerne in einer Pfanne ohne Öl goldbraun rösten, anschließend kurz abkühlen lassen und grob hacken.
3. Für das Dressing Olivenöl und Zitronensaft verquirlen, Honig und Senf unterrühren. Anschließend den Balsamico unterrühren, mit Pfeffer und Salz abschmecken.
4. Rote-Bete-Scheiben fächerartig auf zwei Teller verteilen. Die Petersilie darauf streuen und den Rucola mittig auf der Roten Bete platzieren. Nun das Dressing darauf verteilen. Den Ziegenkäse etwas zerbröseln oder klein schneiden und auf den Rucola geben, anschließend mit den Walnusskernen toppen. Mit Vollkornbrot-Scheiben servieren.

Linsen-Bolognese mit Zucchini-Nudeln

Zutaten:

1 Zehe Knoblauch
1 Zwiebel
1 Möhre
2 Esslöffel Oliven- oder Rapsöl
1 Prise Zucker
150 Gramm rote Linsen aus der Dose (ersatzweise getrocknete Linsen, die allerdings über Nacht gewässert werden müssen)
2 Esslöffel Tomatenmark
250 Milliliter glutenfreie Gemüsebrühe (ersatzweise Instant-Brühe)
250 Milliliter passierte Tomaten
Saft einer kleinen Zitrone oder etwas Apfelessig
Gewürze nach Gusto oder einfach italienische Kräuter
Salz und Pfeffer
2 Zucchini

Zubereitung:

1. Knoblauch, Zwiebel und Möhre schälen und fein würfeln. In einem Esslöffel Öl glasig anschwitzen, nach Belieben eine Prise Zucker darüberstreuen und etwas karamellisieren.
2. Währenddessen die Linsen in einem Sieb waschen. Linsen mit in den Topf geben und anbraten, Tomatenmark hinzufügen und unter Rühren anrösten. Mit der Brühe und den passierten Tomaten sowie dem Zitronensaft ablöschen. Alles aufkochen lassen und mit italienischen Kräutern und gegebenenfalls mit Oregano und Rosmarin würzen. 15 bis 20 Minuten köcheln lassen, bis die Linsen den gewünschten Biss haben, dann mit Salz und Pfeffer abschmecken und gegebenenfalls mit dem Pürierstab bearbeiten, bis die gewünschte Konsistenz erreicht ist.
3. In der Zwischenzeit die Zucchini waschen und mit einem Spiralschneider zu sehr feinen Streifen schneiden. Alternativ mit einem Sparschäler der Länge nach Streifen (wie Bandnudeln) von den Zucchini abziehen – so lange wiederholen, bis nur noch das Kerngehäuse übrig ist. Einen Esslöffel Öl in einer Pfanne erhitzen und die Zucchini-Nudeln darin zwei bis vier Minuten unter Wenden dünsten, dabei leicht salzen. Mit der Linsen-Bolognese anrichten und genießen!

Mediterraner Fischeintopf

Zutaten:

2 Zwiebeln
2 Knoblauchzehen
etwas Olivenöl
1 Möhre
1 Paprikaschote
400 Milliliter passierte Tomaten
250 Milliliter Fischfond
6 Esslöffel Weißwein
1 Zitrone, Saft davon
2 Esslöffel Zucker
Salz, Pfeffer
1 Kilogramm frische oder aufgetaute Fischfilet(s) (Kabeljau, Rotbarsch, Lachs oder was man mag)
200 Gramm frische oder aufgetaute Meeresfrüchte (Krabben, Muscheln oder was man mag)
Dazu passen Kartoffeln, Brot oder auch Reis.

Zubereitung:

1. Zuerst Zwiebeln und Knoblauch in Olivenöl in der Pfanne leicht bräunen.
2. Die Möhre und Paprika sehr klein schneiden und ebenfalls mit in die Masse geben und mitgaren, bis der gewünschte Biss erreicht ist. Jetzt die passierten Tomaten, Fischfond, Weißwein, Zitrone sowie Zucker, Salz und Pfeffer dazugeben und das Ganze kurz aufkochen lassen.
3. Den Fisch und die Meeresfrüchte in der Tomatenbrühe kurz noch einmal aufkochen, aber nicht mehr rühren, vom Herd nehmen und 20 Minuten abgedeckt gar ziehen lassen. Das ist (ohne weitere Wärmezufuhr!) wichtig, damit der Fisch nicht austrocknet, sondern saftig bleibt und optimal gart.
4. Fischtopf mit großer Schöpfkelle in die Tischmitte stellen (Selbstbedienung). Dazu schmeckt am besten ein frischer Weißwein (zum Beispiel Weißburgunder oder Riesling).

Vegetarische Champignon-Frikadellen

Zutaten:

750 Gramm braune Champignons – in dünne Scheiben geschnitten
1 Zwiebel, groß – in feine Würfel geschnitten
2 Knoblauchzehen – in feine Würfel geschnitten
10 Gramm krause Petersilie – gehackt (alternativ glatte Petersilie)
30 Gramm Butter (etwa 2 Esslöffel)
3 Esslöffel Rapsöl
2 Brötchen (frisch oder altbacken) – Sorte egal, Weizen, Vollkorn oder Dinkel
200 Milliliter Milch oder eine pflanzliche Alternative
2 Eier, Größe M, oder eine Ei-Alternative
3 Esslöffel Speisestärke
1/2 Teelöffel Senf, mittelscharf
1/2 Teelöffel Majoran, getrocknet
Je 1 Prise Salz und Pfeffer
1 Prise Muskat, frisch gerieben
Rapsöl zum Ausbacken der Bratlinge

Zubereitung:

1. Pilze säubern und in dünne Scheiben schneiden. Zwiebel und den Knoblauch schälen und fein hacken. Petersilie waschen, trocken tupfen und klein schneiden.
2. Butter und Öl in der Pfanne auslassen und die Zwiebel glasig dünsten, dann die Pilze mit dem Knoblauch bei mittlerer Hitze circa 15 Minuten dünsten.
3. In der Zwischenzeit die Brötchen in kleine Würfel schneiden, in eine große Schüssel geben und in der Milch einweichen. Im Anschluss mit den Händen so weit wie möglich zu einer Masse kneten und dabei die Milch, die in fünf Minuten Einweichzeit nicht aufgesogen wurde, herausdrücken und anderweitig verwenden.
4. Jetzt die Brötchenmasse zusammen mit der leicht abgekühlten Pilz-Zwiebel-Mischung, den Eiern, der Speisestärke, der gehackten Petersilie, dem Senf, Majoran, je einer Prise Salz, Pfeffer und Muskatnuss gut vermischen.
5. In einer Pfanne das Rapsöl zum Ausbacken heiß werden lassen. Dann die Champignon-Frikadellen mit einem Esslöffel ins heiße Fett portionieren, etwas platt drücken und auf beiden Seiten goldbraun braten. Auf Küchenpapier abtropfen lassen.

Avocado-Pinienkern-Pesto mit Vollkorn-Spaghetti und Brokkoli

Zutaten:

250 Gramm Brokkoli
250 Gramm Vollkornnudeln
½ Bio-Zitrone
10 Gramm Basilikum
1 Knoblauchzehe
1 Avocado
10 Gramm Pinienkerne
20 Gramm Parmesan
1 Esslöffel Olivenöl

Zubereitung:

1. Brokkoli putzen und in kleine Röschen schneiden.
2. In einem großen Topf Wasser zum Kochen bringen, salzen, die Nudeln darin garen und gleichzeitig den Brokkoli bissfest kochen. Anschließend den Brokkoli abschöpfen und die Nudeln durch ein Sieb abgießen. Dabei etwas Kochwasser auffangen.
3. In der Zwischenzeit die Schale der Zitrone abreiben, die Zitrone halbieren und den Saft auspressen. Die Blätter vom Basilikum abzupfen, den Knoblauch schälen. Die Avocado halbieren, den Kern entfernen und das Fruchtfleisch aus der Schale lösen.
4. In einer kleinen Pfanne die Pinienkerne vorsichtig ohne Fettzugabe rösten. Aus der Pfanne nehmen und beiseitestellen.
5. In einem hohen Rührgefäß mit dem Mixstab das Avocado-Fruchtfleisch mit zwei Esslöffeln Zitronensaft, Zitronenabrieb, einem Esslöffel Olivenöl, Knoblauch, Basilikum und der Hälfte der Pinienkerne zu einem feinen Pesto pürieren. Nach Geschmack mit Salz und Pfeffer würzen. Wenn das Pesto zu dickflüssig ist, etwas Nudelwasser zufügen.
6. Parmesan reiben oder fein hobeln.
7. Die Nudeln mit dem Avocado-Pinienkern-Pesto mischen und auf Tellern anrichten. Den Brokkoli darauflegen, mit den restlichen Pinienkernen und dem Parmesan bestreuen.

ANHANG

Quellen

GRUNDLAGEN DER MIKRONÄHRSTOFFE

1 Institute of Medicine. Food and Nutrition Board. (2001): *Dietary Reference Intakes for Vitamin A, Vitamin K, Arsenic, Boron, Chromium, Copper, Iodine, Iron, Manganese, Molybdenum, Nickel, Silicon, Vanadium, and Zinc*. Washington, DC: National Academy Press

2 Peelen, E.; Knippenberg, S.; Muris, A. H.; Thewissen, M.; Smolders, J.; Tervaert, J. W.; Hupperts, R.; Damoiseaux, J. (2011): *Effects of vitamin D on the peripheral adaptive immune system: a review*. Autoimmunity Reviews, 10(12); S. 733–743

3 Deutsche Gesellschaft für Ernährung e. V. (2023): *Vitamin D*

4 Kennedy, D. O. (2016): *B Vitamins and the Brain: Mechanisms, Dose and Efficacy—A Review*. Nutrients, 8(2); S. 68

5 Shane, B. (2017): *Folic Acid and Vitamin B12 Metabolism: Overview and Interaction with Other Essential Nutrients*. Handbook of Folic Acid and Vitamin B_{12} Deficiencies; S. 3–40

6 Said, H. M. (2011): *Water-Soluble Vitamins*. Physiology of the Gastrointestinal Tract. Academic Press; S. 1767–1791

7 Günther, K. (2021): *Eisen und besondere Ernährungsformen*. In: Ernährung bei Eisenmangel. Springer, Berlin, Heidelberg; S. 64

8 National Institutes of Health (2022): *Iron*

9 National Institutes of Health (2022): *Potassium*

10 Weaver, C. M.; Heaney, R. P. (Hrsg.) (2007): *Kalzium in human health*. Springer Science und Business Media; S. 97–145

11 Deutsche Gesellschaft für Ernährung (DGE), Österreichische Gesellschaft für Ernährung (ÖGE), Schweizerische Gesellschaft für Ernährung (SGE) (2016): *Referenzwerte für die Nährstoffzufuhr*. 2. Auflage. Neuer Umschau Buchverlag GmbH, Neustadt/Weinstraße

12 Boyle, N. B. et al. (2017): *The Effects of Magnesium Supplementation on Subjective Anxiety and Stress – A Systematic Review*. Nutrients, 9(5), S. 1–13

13 Jones, G. D.; Droz, B.; Greve, P.; Gottschalk P.; Poffet, D.; McGrath, S. P.; Seneviratne, S. I.; Smith, P.; Winkel, L. H. E. (2017): *Selenium deficiency risk predicted to increase under future climate change*. Proceedings of the National Academy of Sciences

14 Bundesamt für Strahlenschutz (2023): *Natürliche Radioaktivität in Paranüssen*. Bonn

15 Hurrell, R. F.; Egli, I. (2010): *Iron bioavailability and dietary reference values*. The American Journal of Clinical Nutrition, 91(5); S. 1461–1467

16 Boots, A. W.; Haenen, G. R. M. M. (2008): *Quercetin in health*. Clinica Chimica Acta, 398(1–2); S. 12–19

17 Aggarwal, B. B.; Yuan, W.; Li, S.; Gupta, S. C. (2013): *Curcumin-free turmeric exhibits anti-inflammatory and anticancer activities: Identification of novel components of turmeric*. Molecular Nutrition and Food Research, 57(9); S. 1529–1542

18 Berge, K. et al. (2014): *Krill oil supplementation lowers serum triglycerides without increasing low-density lipoprotein cholesterol in adults with borderline high or high triglyceride levels*. Nutr Res. 2014 Feb; 34(2); S.126–133

19 American Heart Association (2016): *Fish and Omega-3 Fatty Acids*

20 Benson, C.; Shah, A.; Stanworth, S.; Frise, C.; Spiby, H.; Lax, S.; Murray, J.; Klein, A. (2021): *The effect of iron deficiency and anaemia on women's health*. Anaesthesia, 76; S. 84–95

21 Holick, Michael F. (2009): *Vitamin D Status: Measurement, Interpretation, and Clinical Application*. Annals of Epidemiology, 19(2); S. 73–78

22 Harris W. S.; Del Gobbo L.; Tintle N. L. (2017): *The Omega-3 Index and relative risk for coronary heart disease mortality: Estimation from 10 cohort studies* Atherosclerosis, 262; S. 51–54

23 Office of Dietary Supplements – National Institutes of Health (2022): *Vitamin C*

24 Institute of Medicine (US). Standing Committee on the Scientific Evaluation of Dietary Reference Intakes and its Panel on Folate, Other B Vitamins, and Choline (1998*): Dietary Reference Intakes for Thiamin, Riboflavin, Niacin, Vitamin B6, Folate, Vitamin B12, Pantothenic Acid, Biotin, and Choline*. Washington (DC): National Academies Press (US)

25 Deutsche Gesellschaft für Ernährung, Österreichische Gesellschaft für Ernährung, Schweizerische Gesellschaft für Ernährung, Schweizerische Vereinigung für Ernährung (Herausgeber) (2019): *Referenzwerte für die Nährstoffzufuhr*. 2. Auflage, 1. Ausgabe. Deutsche Gesellschaft für Ernährung, Bonn

26 World Health Organization (2024): *Malnutrition*. Fact Sheet

27 Dharmarajan, T. S.; Kanagala, M. R.; Murakonda, P.; Lebelt, A. S.; Norkus, E. P. (2008): *Do Acid-Lowering Agents Affect Vitamin B12 Status in Older Adults?* Journal of the American Medical Directors Association, 9(3); S. 162–167

28 Heppner, H. J. (2020): *Antibiotika plus Probiotika: eine hilfreiche Kombination?*. MMW-Fortschritte der Medizin, 162; S. 24–25

29 Vormann, J. (2020): *Magnesium – essenzieller Mineralstoff für Therapie und Prävention*. Zeitschrift für Komplementärmedizin, 12(01); S. 18–23

30 Gröber, U. (2017): *Folsäure*. Zeitschrift für Orthomolekulare Medizin, 15(04); S. 23–27

Frauenspezifische Ernährungsbedürfnisse und ein gesunder Lifestyle

1 Fraugesund (2023): *Gesunde Ernährung für Frauen: Der Schlüssel zu körperlicher und mentaler Gesundheit*. Fraugesund

2 Stiegler, Petra; Cunliffe, A. (2006): *The Role of Diet and Exercise for the Maintenance of Fat-Free Mass and Resting Metabolic Rate During Weight Loss*. Sports Medicine, 36(3); S. 239–262

3 Harris, J. A.; Benedict, F. G. (1919): *A Biometric Study of Human Basal Metabolism*. Proceedings of the National Academy of Sciences, 4(12); S. 370–373

4 Schritt, K. (2011): *Ernährung im Kontext von Geschlechterverhältnissen*. VS Verlag für Sozialwissenschaften; S. 55–59

5 Deutsche Gesellschaft für Ernährung e. V. (2023): *Kohlenhydrate*. Bonn

6 Beelen, M.; Koopman, R.; Gijsen, A. P.; Vandereyt, H.; Kies, A. K.; Kuipers, H.; Saris, W. H.; van Loon, L. J. (2008): *Protein Ingestion Prior to Sleep: Potential for Optimizing Post-Exercise Recovery*. GSSIweb.org; S. 1–17

7 Harvard T. H. Chan School of Public Health (2012): *Why Gynecologists Want You to Eat More Healthy Fats for Hormone Health*

8 Mayo Clinic Staff (2022): *Water: How much should you drink every day?* Mayo Clinic

9 Kiechle, M.; Gorkow, J. (2021): *Die geheime Kraft des Fettstoffwechsels: So aktivieren Sie das innere SchlankundGesund-Programm*. Gräfe und Unzer, München; S. 8–11

10 Dietrich, A. (2019). *Aktuelle S3-Leitlinie »Therapie der Adipositas und metabolischer Erkrankungen«*. Allgemein- und Viszeralchirurgie up2date, 13(02); S. 111–121

11 Tsang, C. et al. (2019): *A meta-analysis of the effect of chromium supplementation on anthropometric indices of subjects with overweight or obesity*. Clin Obes, 9(Aug); S. 13–15

12 König, D.; Berg, A. (2011): *Säure-Basen-Haushalt und Knochengesundheit*. Schweizer Zeitschrift für Ernährungsmedizin, 2; S. 33–38

13 Burger, K. (2020): *Verschlackt und übersäuert: Was von Detox-Diäten und Fasten zu halten ist*. In: Burger, K. (Hrsg.): Super-Food für Wissenshungrige!. Springer, Berlin, Heidelberg; S. 143–150

14 Puta, C.; Gabriel, B.; Gabriel, H. (2017): *Sport und Immunsystem*. In: Wonisch, M.; Hofmann, P.; Förster, H.; Hörtnagl, H.; Ledl-Kurkowski, E.; Pokan, R. (Hrsg.): *Kompendium der Sportmedizin*. Springer, Wien; S. 389–415

Mikronährstoffe und frauenspezifische Beschwerden

1 Sonntag, B. (2016): *Zyklusstörungen*. Der Gynäkologe, 49(5); S. 357–372

2 Marbach, E. (2009): *Östrogen-Dominanz*. Eva Marbach Verlag. BoD – Books on Demand, Breisach; S. 9–14

3 Nuriyeva, R.; Bachmann, A. (2022): *Prämenstruelles Syndrom (PMS) und prämenstruelle dysphorische Störung (PMDS)*. Journal für Gynäkologische Endokrinologie CH, 25; S. 13–18

4 Abdi, F.; Ozgoli, G.; Rahnemaie, F. S. (2019): *A systematic review of the role of vitamin D and Kalzium in premenstrual syndrome*. Obstetrics and Gynecology Science, 62(2); S. 73–86

5 Webster, D. E.; Lu, J.; Chen, S. N.; Farnsworth, N. R.; Wang, Z. J. (2006): *Activation of the μ-opiate receptor by Vitex agnus-castus methanol extracts: implication for its use in PMS*. Journal of Ethnopharmacology, 106(2); S. 216–222

6 Beer, A. M.; Osmers, R.; Schnitker, J.; Bai, W.; Mueck, A. O.; Meden, H. (2013): *Efficacy of black cohosh (Cimicifuga racemosa) medicines for treatment of menopausal symptoms – comments on major statements of the Cochrane Collaboration report 2012*. black cohosh (Cimicifuga spp.) for menopausal symptoms (review). Gynecological Endocrinology, 29(12); S. 1022–1025

7 Feldhaus, S. (2018): *Ernährung und Nahrungsergänzungsmittel bei Kinderwunsch*. Gynäkologische Endokrinologie, 16; S. 115–122

8 Yalçın Bahat, P.; Ayhan, I.; Üreyen Özdemir, E.; İnceboz, Ü.; Oral, E. (2022): *Dietary supplements for treatment of endometriosis: A review*. Acta Biomedica, 93(1); S. 1–12

9 Li, Y. et al. (2022): *Melatonin in Endometriosis: Mechanistic Understanding and Clinical Insight*. Nutrients, 14(19); S. 4087

10 Ziller, Dr. med. May (2019): *Nicht-Hormonale Therapiemöglichkeiten bei klimakterischen Beschwerden*. Deutsche Menopausen Gesellschaft e. V., Marburg

11 Dikken, B. (2022): *Schilddrüse in fünf Minuten*. Pflegezeitschrift, 75; S. 22–23

12 Ritter, C. (2021): *Hashimoto natürlich behandeln: Die ganzheitliche Therapie bei chronischer Schilddrüsenentzündung*. Schlütersche, Hannover; S. 29–31

13 Deischinger, C.; Krebs, M.; Kautzky-Willer, A. (2022): *Nahrungsergänzungsmittel und die Schilddrüse – ein Update zur Supplementierung von Mikronährstoffen*. Journal für Klinische Endokrinologie und Stoffwechsel, 15(3); S. 74–79

14 Porst, M.; Wengler, A.; Leddin, J.; Neuhauser, H.; Katsarava, Z.; von der Lippe, E.; Rommel, A. et al. (2020): *Migräne und Spannungskopfschmerz in Deutschland. Prävalenz und Erkrankungsschwere im Rahmen der Krankheitslast-Studie BURDEN 2020*. Robert Koch Institut, Berlin; S. 10–12

15 Vosschulte, P. (2019): *Stress als Auslöser für Spannungskopfschmerzen und Migräne*. Pädiatrie, 31(1); S. 22–25

16 Karim, M. R.; Bhattacharjee, M.; Islam, M. S.; Banerjee, S.; Hossain, S.; Hossain, M. I.; Haidar, M. R. (2021): *Relation between Serum Magnesium Level and Migraine*. Mymensingh Medical Journal, 30(2); S. 301–306

17 Meng, Shu-Han; Zhou, Hai-Bo; Li, Xin; Wang, Ming-Xue; Kang, Li-Xin; Fu, Jin-Ming; Li, Xia; Li, Xue-Ting; Zhao, Ya-Shuang (2021): *Association Between Dietary Iron Intake and Serum Ferritin and Severe Headache or Migraine*. Frontiers in Nutrition, Harbin; S. 1–8

18 Gaul, C.; Diener, H. C.; Danesch, U. et al. (2015): *Improvement of migraine symptoms with a proprietary supplement containing riboflavin, magnesium and Q10: a randomized, placebo-controlled, double-blind, multicenter trial*. Journal of Headache and Pain, 16; S. 32

19 Galgani, J.; Aguirre, C.; Díaz, E. (2006): *Acute effect of meal glycemic index and glycemic load on blood glucose and insulin responses in humans*. Nutrition Journal, 5; S. 1–7

20 Reinehr, T. (2005): *Pathophysiologie und Spätfolgen des Diabetes mellitus Typ 2*. Monatsschrift Kinderheilkunde, 153(10); S. 927–935

21 Kaur, B.; Henry, J. (2014): *Micronutrient status in type 2 diabetes: a review*. Advances in Food and Nutrition Research, 71; S. 55–100

22 Stefan, N.; Roden, M. (2024): *Diabetes und Fettleber*. Die Diabetologie; S. 1–6

23 Bedogni, Giorgio; Bellentani, Stefano; Miglioli, Lucia; Masutti, Flora; Passalacqua, Marilena; Castiglione, Anna; Tiribelli, Claudio (2006): *The Fatty Liver Index: a simple and accurate predictor of hepatic steatosis in the general population*. BMC Gastroenterology, 6(33); S. 1–7

24 Steffens, D.; Bramlage, P.; Rauch-Kröhnert, U. (2014): *LDL das böse, HDL das gute Fett*. Journal für Klinische Endokrinologie und Stoffwechsel – Austrian Journal of Clinical Endocrinology and Metabolism, 7(4); S. 123–129

25 Sies, Helmut; Berndt, Carsten; Jones, Dean P. (2017): *Oxidative Stress*. Annual Review of Biochemistry, 86; S. 715–748

26 Duran, Edward K.; Aday, Aaron W.; Cook, Nancy R.; Buring, Julie E.; Ridker, Paul M.; Pradhan, Aruna D. (2020): *Triglyceride-Rich Lipoprotein Cholesterol, Small Dense LDL Cholesterol, and Incident Cardiovascular Disease*. Journal of the American College of Cardiology, 75(17); S. 2122–2135

27 Townsend, Nick; Nichols, Melanie; Scarborough, Peter; Rayner, Mike (2015): *Herz-Kreislauf-Erkrankungen in Europa – epidemiologisches Update 2015*. European Heart Journal, 36(40); S. 2696–2705

28 Deutsche Herzstiftung e. V. (2023): *Herzinfarkt bei Frauen: Diese Symptome sollten Sie kennen!*

29 Writing Group for the Women's Health Initiative Investigators (2002): *Risks and benefits of estrogen plus progestin in healthy postmenopausal women: principal results from the Women's Health Initiative randomized controlled trial*. JAMA, 288(3); S. 321–333

30 Gehring, J.; Klein, G. (2015): *Koronare Herzkrankheit bei Frauen*. Leben mit der koronaren Herzkrankheit; S. 101–104

31 Poulter, N. R.; Chang, C. L.; Farley, T. M. M.; Kelaghan, J.; Meirlk, O.; Marmot, M. G.; Thorogood, M. (1997): *Acute myocardial infarction and combined oral contraceptives: results of an international multicentre case-control study*. Lancet. London: Lancet Ltd., 349(9060); S. 1202–1209

32 Gast, G. C.; Grobbee, D. E.; Pop, V. J.; Keyzer, J. J.; Wijnands-van Gent, C. J.; Samsioe, G. N.; Geleijnse, J. M. (2009): *Menopause and subsequent risk of incident hypertension: a systematic review and meta-analysis*. Journal of Hypertension, 27(12); S. 2236–2245

33 Kass, L.; Weekes, J.; Carpenter, L. (2012): *Effect of magnesium supplementation on blood pressure: a meta-analysis*. European Journal of Clinical Nutrition, 66(4); S. 411–418

34 Deutsche Herzstiftung e. V. (2021): *Herzinsuffizienz? Jetzt Eisen-Wert im Blut testen lassen*. Frankfurt a. M./Berlin

35 Liu, Y-X.; Yu, J-H.; Sun, J-H.; Ma, W-Q.; Wang, J-J.; Sun, G-J. (2023): *Effects of Omega-3 Fatty Acids Supplementation on Serum Lipid Profile and Blood Pressure in Patients with Metabolic Syndrome: A Systematic Review and Meta-Analysis of Randomized Controlled Trials*. Foods, 12(4); S. 1–16

36 Khosla, S.; Riggs, B. L. (2005): *Pathophysiology of age-related bone loss and osteoporosis*. Endocrinology and Metabolism Clinics of North America, 34(4); S. 1015–1030

37 Van Staa, T. P.; Leufkens, H. G.; Abenhaim, L. et al. (2000): *Prevalence of and Risk Factors for Osteoporosis and Fractures in Corticosteroid-Treated Patients*. Rheumatology, 39(10); S. 1056–1059

38 Yazdanparast, T.; Hassanzadeh, H.; Nasrollahi, S. A.; Seyedmehdi, S. M.; Jamaati, H.; Naimian, A.; Karimi, M.; Roozbahani, R.; Firooz, A. (2019): *Cigarettes Smoking and Skin: A Comparison Study of the Biophysical Properties of Skin in Smokers and Non-Smokers*. Tanaffos, 18(2); S. 163–168

39 Neale, R. E.; Khan, S. R.; Lucas, R. M.; Waterhouse, M.; Whiteman, D. C.; Olsen, C. M. (2019): *The effect of sunscreen on vitamin D: a review*. British Journal of Dermatology, 181(5); S. 907–915

40 Arzneimittelkommission der deutschen Ärzteschaft (AkdÄ). (2019): *Information der AkdÄ: Wechselwirkung zwischen L-Thyroxin und Biotin*

41 Khan, M. H. et al. (2010): *Treatment of cellulite: Part I. Pathophysiology*. Journal of the American Academy of Dermatology

42 Bundesverband der Deutschen Dermatologen (BVDD). (2022): *Cellulite*

43 Drago, L.; Toscano, M.; De Grandi, R.; Casini, V. (2016): *The intestinal microbiota in the pathogenesis of inflammatory bowel diseases: new insights into complex disease*. Clinical und Experimental Immunology, 185(1); S. 1–8

44 Raab, W. (2012): *Diffuser Haarausfall*. Haarerkrankungen in der dermatologischen Praxis; S. 49–65

45 Garcia Bartels, N.; Blume-Peytavi, U. (2008): *Haaralterung: Klinik, Ursachen und Prävention*. Hautalterung: Grundlagen Prävention Therapie; S. 241–250

46 Lutz, G.; Löser, C. (2014): *Nageldermatosen in der Praxis*. Hautarzt, 65; S. 291–300

47 Hemilä, H.; Chalker, E. (2019): *Zinc for preventing and treating the common cold*. Cochrane Database of Systematic Reviews, 11; John Wiley und Sons, Ltd.

48 Pedrazini, M. C.; da Silva, M. H.; Groppo, F. C. (2022): *L-lysine: its antagonism with L-arginine in controlling viral infection. Narrative literature review*. British Journal of Clinical Pharmacology, 88(11); S. 4708–4723

49 Würfel, W. (2023): *Autoimmunerkrankungen*. Reproduktionsimmunologie. Springer, Berlin, Heidelberg; S. 319–349

50 Costenbader, Karen H.; Cook, Nancy R.; Lee, I-Min; Hahn, Jill; Walter, Joseph; Bubes, Vadim; Kotler, Gregory; Yang, Nicole; Friedman, Sonia; Alexander, Erik K.; Manson, JoAnn E. (2024): *Vitamin D and Marine n-3 Fatty Acids for Autoimmune Disease Prevention: Outcomes Two Years After Completion of a Double-Blind, Placebo-Controlled Trial*. American College of Rheumatology

51 Tang, M. L.; Mullins, R. J. (2017): *Food allergy: is prevalence increasing?*. Internal Medicine Journal, 47(3); S. 256–261

52 Sandkühler, F.; Weisser, B. (2017): *Bewegung und Erkrankungen des Atmungssystems*. Körperliche Aktivität und Gesundheit: Präventive und therapeutische Ansätze der Bewegungs- und Sportmedizin; S. 215–224

53 Kopp, M. V. (2012): *The revised guideline on Primary Allergy Prevention*. Bundesgesundheitsblatt – Gesundheitsforschung – Gesundheitsschutz, 55; S. 338–342

54 Schiller, M. (2022): *Verdauungsprobleme: Frauen häufiger betroffen*. Focus/Initiative, Apo-K. Herausgeber: Ärztekrone VerlagsGmbH, Wien, 8; S. 12–13

55 Überall, Florian (2017): *Bitterstoffe für einen gesunden Darm*. Erfahrungsheilkunde 66(3); S. 177–181

56 Kaplan, G. G.; Windsor, J. W. (2021): *The four epidemiological stages in the global evolution of inflammatory bowel disease*. Nature Reviews Gastroenterology und Hepatology, 18; S. 56–66

57 Layer, P.; Andresen, V.; Pehl, C.; Allescher, H.; Bischoff, S. C.; Claßen, M.; Preiß, J. C. et al. (2011): *S3-Leitlinie Reizdarmsyndrom: Definition, Pathophysiologie, Diagnostik und Therapie*. Gemeinsame Leitlinie der Deutschen Gesellschaft für Verdauungs- und Stoffwechselkrankheiten (DGVS) und der Deutschen Gesellschaft für Neurogastroenterologie und Motilität (DGNM). Zeitschrift für Gastroenterologie, 49(02); S. 237–293

58 Konturek, P. C.; Brzozowski, T.; Konturek, S. J. (2011): *Stress and the gut: pathophysiology, clinical consequences, diagnostic approach and treatment options*. Journal of Physiology and Pharmacology, 62(6); S. 591–599

59 Rabl, H.; Tasser, D.; Gföller, G. et al. (2022): *Einsatz von Probiotika bei Antibiose*. Wiener klinisches Magazin, 25; S. 12–19

60 Meyer, B.; Zill, A.; Dilba, D.; Voermans, S. (2021): *Entspann dich, Deutschland!* TK-Stressstudie

61 WHO (2022): *COVID-19 pandemic triggers 25% increase in prevalence of anxiety and depression worldwide*. World Health Organisation

62 Mentzos, S. (2011): *Depression und Manie: Psychodynamik und Therapie affektiver Störungen*. Vandenhoeck und Ruprecht, Göttingen; S. 19–82

63 Bica, T.; Castelló, R.; Toussaint, L.; Montesó-Curto, P. (2017): *Depression as a Risk Factor of Organic Diseases: An International Integrative Review*. Journal of Nursing Scholarship, 49; S. 389–399

64 Stiefelhagen, P. (2014): *Wie viel Schlaf ist optimal? Nicht zu viel und nicht zu wenig*. MMW-Fortschritte der Medizin, 156(3); S. 18–19

65 Bundeszentrale für Gesundheitliche Aufklärung (2023): *Schlafstörungen*. Frauengesundheitsportal

66 Wilson, Jacob M.; Wilson, Stephanie; Loenneke, Jeremy; Wray, Mandy; Norton, Layne E.; Campbell, Bill; Lowery, Ryan; Stout, Jeffery (2012): *Effects of Amino Acids and their Metabolites on Aerobic and Anaerobic Sports*. Strength and Conditioning Journal, 34(4); S. 33–48

67 Fischer, B.; Sedlmeier, A. M.; Hartwig, S.; Schlett, C. L.; Ahrens, W.; Bamberg, F.; Leitzmann, M. F. (2020): *Anthropometrische Messungen in der NAKO-Gesundheitsstudie – mehr als nur Größe und Gewicht*. Bundesgesundheitsblatt, Gesundheitsforschung, Gesundheitsschutz, 63(3); S. 290–300

68 Christakis, N. A.; Fowler, J. H. (2007): *The spread of obesity in a large social network over 32 years*. New England Journal of Medicine, 357(4); S. 370–379

69 Buettner, D.; Skemp, S. (2016): *Blue Zones: Lessons From the World's Longest Lived*. American Journal of Lifestyle Medicine, 10(5); S. 318–321

70 Bischoff-Ferrari, H. A.; de Godoi Rezende Costa Molino, C.; Rival, S.; Vellas, B.; Rizzoli, R.; Kressig, R. W.; Kanis, J. A.; Manson, J. E.; Dawson-Hughes, B.; Orav, E. J.; da Silva, J. A. P.; Blauth, M.; Felsenberg, D.; Ferrari, S. M.; Theiler, R.; Egli, A.; DO-HEALTH Research Group (2021): *DO-HEALTH: Vitamin D3 – Omega-3 – Home exercise – Healthy aging and longevity trial – Design of a multinational clinical trial on healthy aging among European seniors*. Contemporary Clinical Trials, 100; S. 1311–1321

71 Ames, B. N (2018): *Prolonging healthy aging: Longevity vitamins and proteins*. Proceedings of the National Academy of Sciences, 115(43); S. 10836–10844

Nahrungsergänzungsmittel für ein gesundes Leben

1 Steinort, Jennifer Ann, Dipl. Ges. Oec. (2020): *Der Nährstoffgehalt in Lebensmitteln früher und heute: Was hat sich verändert?*. for you eHealth

2 Ebbers, Beate (2024): *Nahrungsergänzungsmittel: sinnvoll oder unsinnig?*. Heilberufe, 76; S. 38–41

3 Bundesinstitut für Risikobewertung (2023): *Präparate mit Omega-3-Fettsäuren können bei Herzpatienten das Risiko für Vorhofflimmern erhöhen*. Bundesinstitut für Risikobewertung, Berlin; S. 1–4

Von der Theorie zur Praxis: Ihr Weg zu optimaler Gesundheit

1 Worm, N.; Segler, K. (2016): *Volkskrankheit Fettleber: Verkannt – verharmlost – heilbar*. riva Verlag, München; S. 117–125

2 von Noorden, C.; Isaac, S. (1927): *Weisungen für Sammeln des Urins*. Verordnungsbuch und Diätetischer Leitfaden für Zuckerkranke: Mit 177 Kochvorschriften zum Gebrauch für Ärzte und Patienten; S. 100–101

Sachregister

H

I

K

L

M

N

O

P

Dank

Wir möchten uns bei allen bedanken, die zum Entstehen dieses Buches beigetragen haben. Ohne eure Unterstützung und euer Engagement wäre dieses Buch nicht zustande gekommen. Eure Großzügigkeit, Ratschläge und unermüdliche Hilfe haben diesem Projekt Leben eingehaucht und uns geholfen, einige Hindernisse, Schreibblockaden und Ideenleere zu überwinden. Jeder von euch hat auf seine Weise dazu beigetragen, diese Seiten zu schreiben und mit Leben zu füllen. Wir sind zutiefst dankbar für eure Zeit, Expertise und euer Vertrauen und danken euch von ganzem Herzen für eure unschätzbare Hilfe und Freundschaft. Es ist großartig, dass es euch gibt!

Abschließend möchten wir Ihnen, liebe Leserinnen, danken. Ihr Interesse und Vertrauen sind die eigentliche Motivation für dieses Buch. Wir hoffen, dass Ihnen dieses Buch wertvolle Einsichten vermittelt und Sie dazu inspiriert, Ihre Gesundheit aktiv in die Hand zu nehmen.

Über die Autorinnen

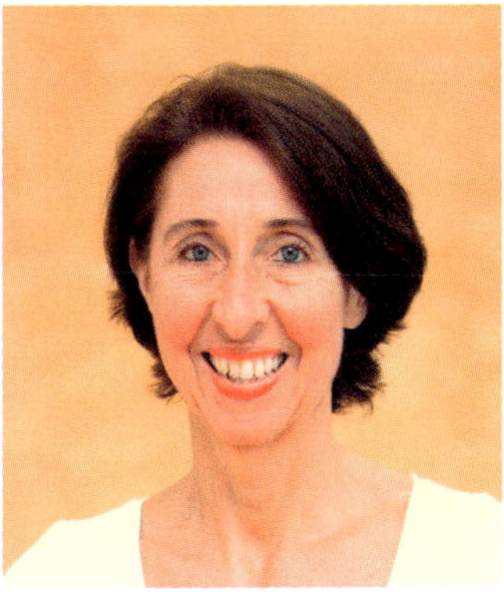

Dr. Elke Mantwill ist Fachärztin für Allgemeinmedizin, Ernährungs-, Orthomolekular- und Sportmedizinerin sowie Diplom-Sportwissenschaftlerin. Sie integriert in ihrer Praxis konventionelle und alternative Methoden, um ganzheitliche Gesundheitslösungen anzubieten. Schwerpunkte sind Mikronährstoffe, Sport- und Stressmedizin und die Darmgesundheit. Zudem schreibt sie Fachbeiträge für verschiedene Gesundheitsmagazine wie *Sportärztezeitung* oder *OM & Ernährung* und ist gern gehörter Gast in bekannten Gesundheitspodcasts und bei vielen Fachvorträgen.

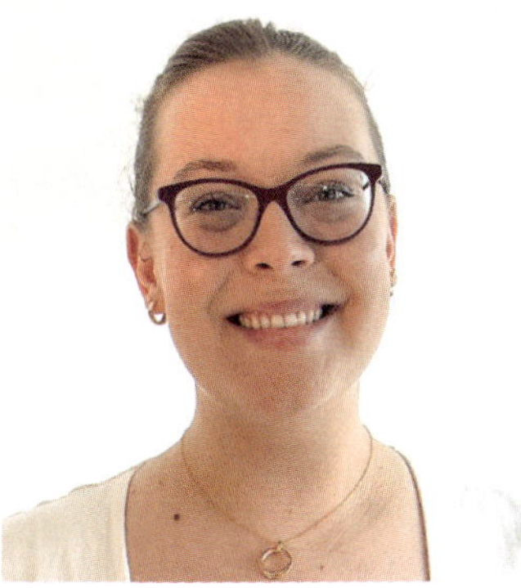

Alicia Mantwill hat Medizinökonomie und -management studiert. Heute arbeitet sie als wissenschaftliche Assistentin mit ihrer Mutter zusammen. Sie konzipiert und moderiert Fachvorträge zum Thema Mikronährstoffe, Darmgesundheit und Stress. Auch veröffentlichte sie einen Artikel über die Darm-Hirn-Achse in der Fachzeitschrift *OM & Ernährung*.